VIVIR SIN GLUTEN

PAUTAS PARA FORTALECER EL SISTEMA DIGESTIVO

VIVIR SIN GLUTEN

PAUTAS PARA FORTALECER EL SISTEMA DIGESTIVO

Recetas de Tomeu Caldentey, estrella Michelin

GEMMA BES PADRÓS

LC
SP

© de los textos: Gemma Bes Padrós, 2016
© de las recetas: Tomeu Caldentey, 2016
© del prólogo: Inma del Moral, 2016
© del proyecto: Teresa Peyrí, 2016

Diseño: Vicky Heredero
Fotografías: elCasanelles y Teresa Peyrí
Estilismo: Núria Fontanilles
Optimización de imágenes: Paolo Taglioni
Corrección de estilo: Pilar Calleja

Primera edición: noviembre de 2016

© de esta edición: Roca Editorial de Libros, S. L.
Av. Marquès de l'Argentera 17, pral.
08003 Barcelona
actualidad@rocaeditorial.com
www.rocalibros.com

Impreso por EGEDSA
Roís de Corella 12-16, nave 1
Sabadell (Barcelona)

ISBN: 978-84-9918-943-7
Cod IBIC: WBH
Depósito legal: B-18773-2016

RE89437

JULY 2017

A las personas capaces de ver en la adversidad
una oportunidad de crecimiento

PRÓLOGO DE INMA DEL MORAL — pág. 09

01 INTRODUCCIÓN.
LAS CULTURAS MÁS LONGEVAS DEL MUNDO
Y SU ALIMENTACIÓN — pág. 17

02 ¿QUÉ ES EL GLUTEN?
ALIMENTOS CON GLUTEN Y SIN GLUTEN — pág. 25

03 LA ENFERMEDAD CELÍACA
Y LA SENSIBILIDAD AL GLUTEN NO CELÍACA — pág. 33

04 ¿CÓMO ES NUESTRO ECOSISTEMA INTESTINAL? — pág. 41

05 UNA ALIMENTACIÓN EQUILIBRADA, CLAVE PARA
FORTALECER NUESTRO SISTEMA DIGESTIVO — pág. 49

06 ALIMENTOS DESACONSEJADOS Y
SUS ALTERNATIVAS — pág. 81

07 EL BOTIQUÍN NATURAL — pág. 91

08 CEREALES SIN GLUTEN,
PROPIEDADES Y RECETAS BÁSICAS — pág. 109

09   ZUMOS DETOX, INFUSIONES Y SOPAS   pág. 123

10   IDEAS PARA EMPEZAR EL DÍA: UN BUEN DESAYUNO   pág. 157

11   IDEAS PARA MERIENDAS Y TENTEMPIÉS   pág. 175

12   PAN Y BASE DE PIZZA SIN GLUTEN   pág. 181

13   REPOSTERÍA SIN GLUTEN   pág. 191

14   PASTA SIN GLUTEN   pág. 202

15   RECETAS DE TOMEU CALDENTEY, ESTRELLA MICHELIN   pág. 209

16   POSTRES DE TOMEU CALDENTEY PARA OCASIONES ESPECIALES   pág. 242

AGRADECIMIENTOS   pág. 257

BIBLIOGRAFÍA   pág. 259

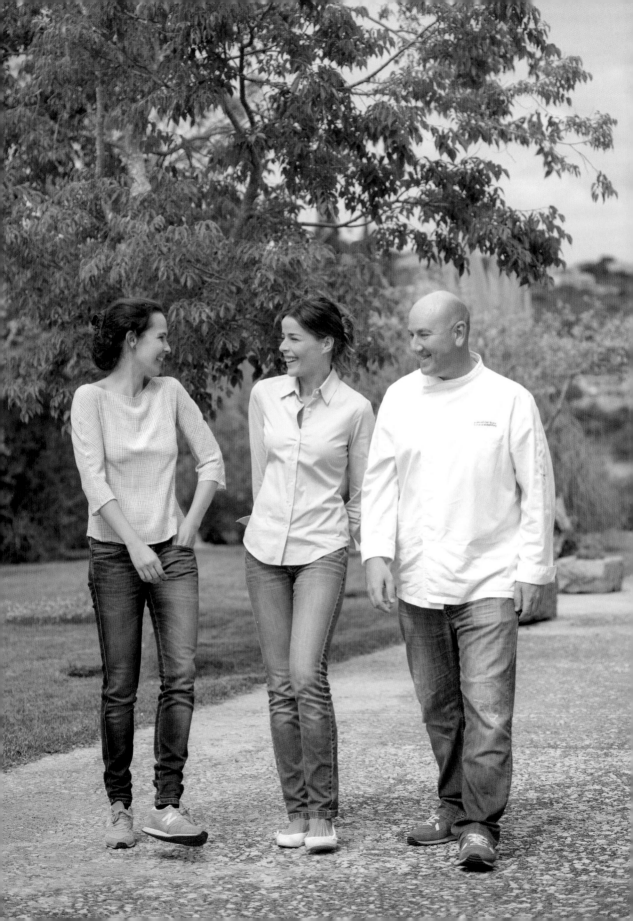

PRÓLOGO
de Inma del Moral

Buenas noticias: soy celíaca

En ciertos momentos de la vida, sucede que de algo malo surge algo bueno. Eso es lo que me pasó a mí. De hecho, con el paso del tiempo, le veo casi solo el lado positivo. Lo que me trajo hasta aquí me parece cada vez menos malo.

Hola, me llamo Inma y soy celíaca. Como no podéis verme la cara mientras lo digo, os confieso que tengo una gran sonrisa al decirlo, porque, gracias a tal circunstancia, he aprendido a cuidarme mejor y a disfrutar mucho comiendo y cocinando. Todo empezó por sorpresa hace ya unos siete años, más o menos. Hasta entonces podía comer con gluten sin ningún problema. En realidad, creo que ni sabía lo que era. Siempre he sido muy deportista: me encanta la sensación de estar en forma. Sin embargo, poco a poco, algo empezó a cambiar.

Estaba cansada, muy cansada. Dejé de hacer deporte, no tenía ganas. Poco a poco, fui perdiendo peso y me salieron unas pupas en la comisura de la boca. Estaba pálida y se me caía mucho el pelo. Ahora sabría reconocer claramente todos estos síntomas como el resultado de una anemia, pero en aquel momento me costó darme cuenta porque nunca antes me había pasado. La tripa se me hinchaba y hacía unos ruidos y movimientos muy extraños. Fui a distintos especialistas: todos me mandaron hacer análisis de sangre. Tenía una gran anemia de hierro. En cada viaje me sacaban tres botecitos: entre lo débil que estaba y la sangre que me sacaban, empecé a sentirme más y más asustada.

«¿Y realmente necesitáis tres botes? Mira que en los episodios de *CSI* con una gota te sacan hasta la cuenta bancaria.» La enfermera se reía conmigo, a esas alturas ya habíamos cogido confianza. A veces me lo tomaba con humor, pero, en otras ocasiones, me desesperaba: sentía como si mi salud se evaporara en una cuenta atrás, día tras día. Antes de empezar a comer, me quedaba mirando el plato: ¿me sentaría bien o me sentaría mal? Y cada día era peor. Siempre llegaba exhausta a la hora de comer, necesitaba alimentarme. Para mí, eso de comer más tarde de la hora era algo inconcebible. Si lo hacía, me arriesgaba a desfallecer.

Empecé a tomar unas pastillas de hierro: eran chiquititas y de color rojo. Es verdad que ayudaban a rebajar los efectos de la anemia, pero no así las molestias digestivas. De hecho, creo que las empeoraba. Cuando lográbamos que subieran los niveles de hierro y ferritina, si dejaba de tomar las pastillas, volvían a caer en picado y todo volvía a empezar. El tiempo iba pasando y aquello no me llevaba a ninguna parte. En el camino pude comprobar que era algo muy habitual lo de tomar aportes de hierro cíclicamente, sin más.

«Hay mucha gente que vive así», me dijo aquel doctor para poner punto final al tema. No daba crédito a sus palabras. «Pero es que yo no quiero vivir así. Si no hay otra solución, lo haré, claro, pero primero quiero llegar a ese punto», le dije. Necesitaba saber el porqué. ¿Qué es lo que había cambiado o qué había dejado de funcionar en mi interior para que algo que venía pasando naturalmente hubiera dejado de suceder? Ni hablar, allí no se acababa el tema. Estaba claro que había algo más: la anemia iba en aumento, cada día notaba cómo se acababan mis fuerzas, evitaba hacer pequeños esfuerzos, como subir escaleras o coger peso. Lo de hacer deporte era imposible. De hecho, me sentía incapaz hasta de aguantar una jornada de trabajo. Me fatigaba, tenía taquicardias, sofocos y me sentía muy cansada. Había momentos en que hasta hablar me suponía un gran esfuerzo.

Es curioso cómo, de algún modo, te acostumbras a vivir así y vas adaptando tu día a día a ese hilito de energía del que dispones. Pero yo me propuse firmemente no olvidar cómo era todo antes.

Después de más de un año intentando curar síntomas, concluí que tenía que buscar la causa, el porqué de todas aquellas señales o quejas que me mandaba mi cuerpo. Cogí todos mis análisis y me fui a un médico digestólogo.

El doctor Polo, al que siempre le estaré agradecida, estaba contento, cada análisis mejoraba el anterior. Es un señor con aspecto entrañable y con toda una vida de experiencia. Usa unas tarjetitas donde con letra muy chiquitita y ordenada apunta los datos que poco a poco me fueron llevando a un equilibrio de salud en el que mi intestino dejó de estar amenazado y yo pude recuperar las fuerzas.

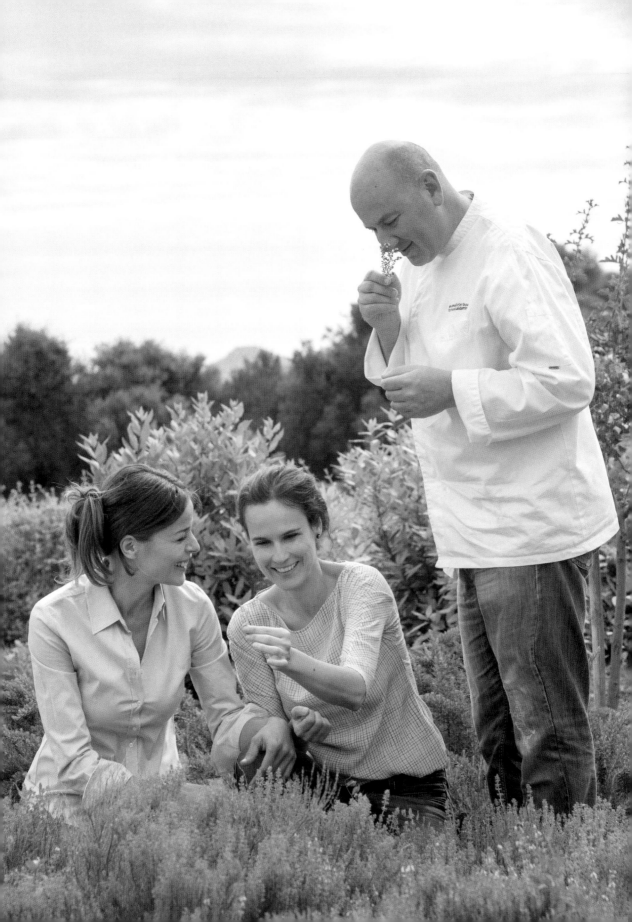

«¿Qué tal llevas la dieta?», me preguntó. «¡Muy bien! ¡Estoy feliz de ser celíaca!», le contesté, porque para mí ser celíaca había resultado una gran noticia. Él se sorprendió ante tanto entusiasmo, porque, según me contó, a mucha gente se le hacía bastante complicado adaptarse a esta nueva forma de alimentarse, sobre todo por no poder volver a comer ciertas cosas nunca más.

Y es que el «nunca más» es como el «para siempre»: asustan mucho. Pero a mí, en ese momento, me parecía muy poca cosa. Estaba tan contenta de saber por fin lo que me pasaba, de haberle puesto nombre y cara a la causa de mis males, que renunciar a algunos alimentos y darle un vuelco a todos mis hábitos alimenticios era algo en lo que estaba dispuesta a ser muy, pero que muy aplicada.

Después del susto de haberme visto tan débil, que mi cura consistiera solo en cambiar de dieta, y nada más, me pareció un regalo.

Pude sentir la diferencia desde el primer plato que comí sin gluten: ¡me sentó bien! Mi cuerpo no solo no se quejó, sino que se sintió reconfortado. Sí, algo tan sencillo como eso, pero es que a mí no me pasaba desde hacía mucho tiempo. Fue increíble comprobar cómo cada día me sentía mejor, notar que mis digestiones iban normalizándose, que mis niveles de hierro eran normales y que mi estado de ánimo mejoraba. ¡Volví a hacer deporte!

Superado este proceso de recuperación, mi relación con la comida ha cambiado mucho: ahora soy muy consciente de la importancia de una buena alimentación. En esta huida del gluten, por suerte, también he ido dejando fuera de mi dieta muchos componentes desconocidos que antes no me llamaban la atención, pero que ahora no están, pues mi empeño es comer más sano y saludable.

Y así supe de Gemma. La conocí gracias a una amiga en común. Entre infusiones y pastelitos sin gluten, transcurrió una tarde llena de valiosas informaciones, porque escuchar hablar a Gemma es una delicia: habla suave y bajito, como si el aire de la isla la acompañara aun estando en Madrid. Es elegante y humilde, como si su sabiduría fuera algo cotidiano y normal. Tiene tanto que contar… Por suerte, también le gusta escribir. Quedamos en volver a vernos en su isla, Mallorca, para seguir adelante con este libro y poder conocer y ver en acción a Tomeu.

Era la primera vez desde que era celíaca que no metía nada de comida en mi maleta. Es algo que se aprende rápido, en cuanto llega la hora del desayuno en un hotel y no hay nada que puedas comer: con lo que me gusta a mí el desayuno. Pero en este viaje todo fue distinto: no me llevaron a un hotel, sino a una preciosa casa rodeada de limoneros, donde conocí al resto del equipo que forma parte de este maravilloso libro. Aunque la única celíaca era yo, allí todos me llevaban ventaja: la cocina estaba llena de productos sin gluten: panes, galletitas, cereales de muchos tipos, leches vegetales, cantidad de productos orgánicos y naturales y, por supuesto, una deliciosa sobrasada mallorquina que pasaba de mano en mano entre sonrisas de satisfacción. Después de una agradable, sabrosa y saludable cena, todos nos despedimos hasta el día siguiente, momento en el que continuaría esta aventura.

Qué placer poder desayunar tanto y tan rico, y eso no era nada para lo que nos deparaba el día. Nos reunimos con Gemma y Tomeu, y empezó la magia. Se pueden ver las fotos de este libro para hacerse una idea de los platos que comenzaron a desfilar desde la cocina de Tomeu hasta el set de fotografía: aquello era el sueño de cualquier celíaco. Particularmente, me sentía como una niña en una tienda de golosinas. Qué bien se está cuando todo sale bien. Fue un privilegio estar allí viendo cómo se mezclaba armoniosamente la labor de cada uno.

Fueron días de intenso trabajo, pero llenos de pequeñas satisfacciones. El ambiente fue muy agradable, y yo aproveché todo lo que pude para aprender: estar con Gemma es una oportunidad única para descubrir información valiosísima, y tener a Tomeu delante, ver cómo trabaja, el cariño y entusiasmo que pone en cada plato, es una experiencia que se debe disfrutar con todos los sentidos, y nunca mejor dicho.

Con una gran ensaimada de crema debajo del brazo, una sobrasada y un montón de limones en la maleta, me despedí de ellos. Me fascinaron. Me encantó su equipo y la isla. Y me siento más que agradecida de que me dejaran asomar la nariz en este precioso libro. Les agradezco muchísimo todo lo que he aprendido. Y les debo una gratitud infinita porque entre todos me hicieron sentir, una vez más, feliz de ser celíaca.

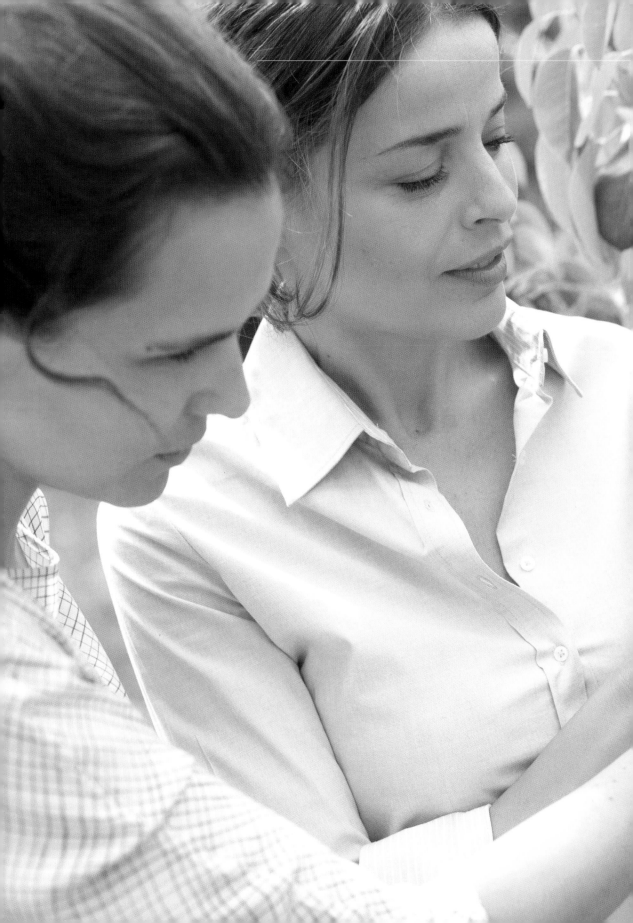

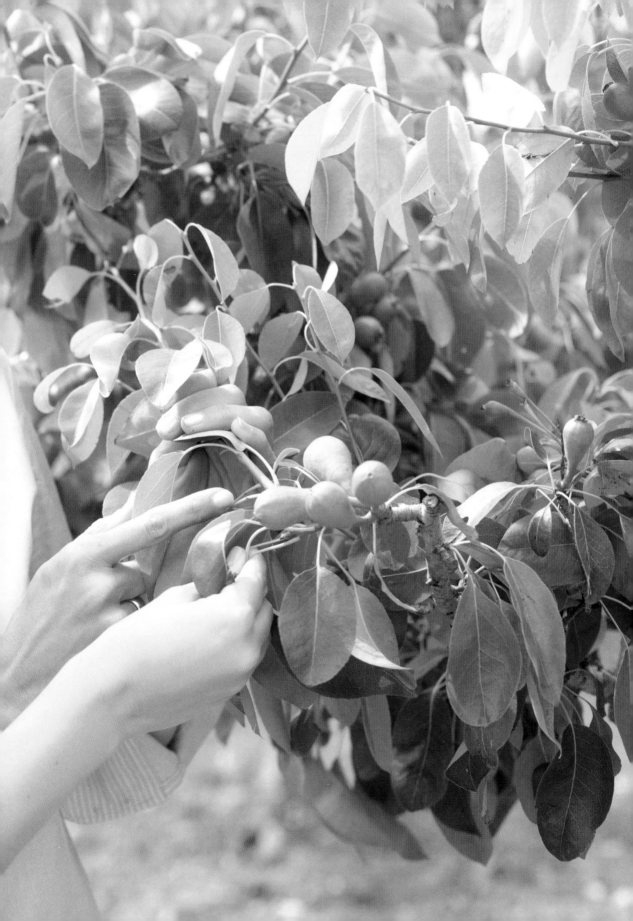

INTRODUCCIÓN. LAS CULTURAS MÁS LONGEVAS DEL MUNDO Y SU ALIMENTACIÓN

1

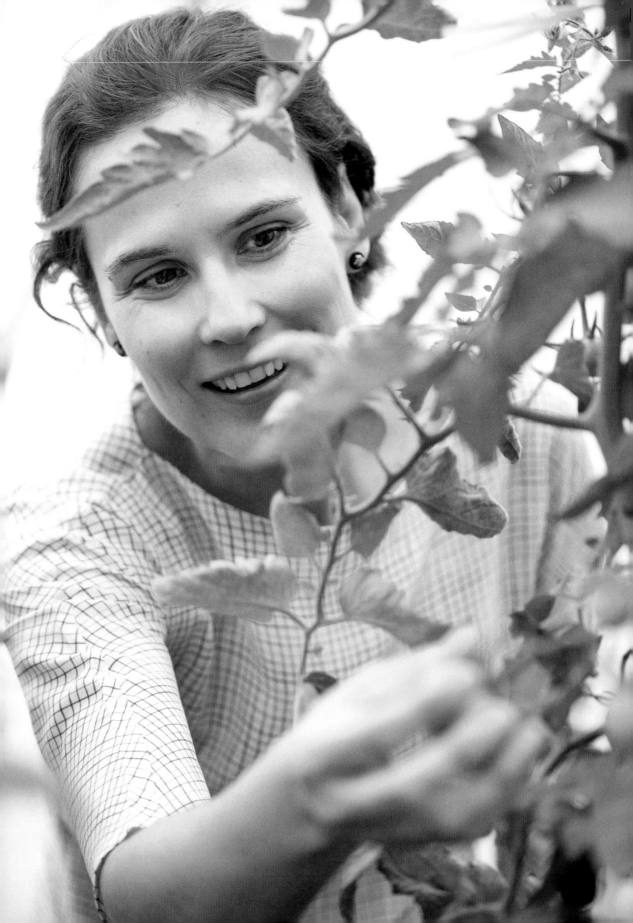

Desde siempre, los seres humanos hemos buscado la fórmula mágica de la eterna juventud. Aunque es una aspiración casi imposible de alcanzar, sí que hemos logrado vivir más años y con una mejor calidad de vida.

Nuestro genoma solo ha cambiado un uno por ciento con respecto al primer homínido. El norteamericano Bruce Lipton, doctor en biología celular y uno de los máximos exponentes de la epigenética, señala en su libro *La biología de la creencia* que un dos por ciento de las enfermedades tienen su origen en la genética; el resto, en la epigenética (ciencia que estudia los cambios genéticos que no producen una modificación en la secuencia del ADN).

Según esta afirmación, es clave darle un papel protagonista a la influencia del ambiente en el que vivimos, a la comida, al clima, a la actitud ante la vida…, al margen de la selección natural. Una idea que reafirmó el naturalista británico Charles Darwin, padre de la teoría de la evolución, al manifestar que se puede dar el caso de unos gemelos homocigóticos, con genes iguales, en el que uno de ellos desarrolle celiaquía y el otro no. En este mismo sentido, el doctor Lipton explicó que podemos transformar nuestro cuerpo solo con introducir cambios en nuestro modo de vida o nuestras ideas.

Otra de las variables que cabe considerar para evitar un prematuro envejecimiento del organismo es el mantenimiento de la masa muscular. Esta empieza a perderse alrededor de los cuarenta años o, incluso antes, si el estilo de vida no es el adecuado. Siempre hay formas de mantenerla: haciendo ejercicios que combinen la fuerza con la resistencia, y descansando después. Una buena alimentación es otra de las máximas, sobre todo si el consumo prima, entre otros, los alimentos con baja carga glucémica, las grasas saludables como omega-3, proteínas, vitamina B12 y C, y ácido fólico. Contar con el asesoramiento de un preparador físico y un nutricionista puede ayudar a llevar a buen puerto todas estas recomendaciones.

Para entender mejor y reforzar todas estas teorías, basta con echar un vistazo a dos estudios relativamente actuales. El primero, el llevado a cabo por el gerontólogo Gregory N. Stichinava, realizado en Abjasia (Georgia), durante la década de los setenta, para conocer por qué sus habitantes vivían más de cien años. El segundo tiene como autor al investigador y educador norteamericano Dan Buettner, que expone sus conclusiones sobre las seis culturas más longevas del mundo: en Japón (la isla de Okinawa, que es el ejemplo más claro de epigenética), en Costa Rica (la península de Nicoya), en Estados Unidos (la comunidad de adventistas en Loma Linda, California), en Italia (en la zona del altiplano de la isla de Sicilia), en Perú (en Huancavelica) y en Grecia (en la isla de Icaria).

Estas son sus conclusiones:

1. La alimentación

Siguen una dieta basada en las frutas y verduras de hoja verde y de raíz que cultivan ellos mismos, no suelen importar nada. Toman productos de temporada, que concentran más vitaminas y minerales. Consumen una gran cantidad de proteína vegetal (tofu, semillas, frutos secos…) frente a la de origen animal; solo comen carne en ocasiones muy especiales. El arroz, la quinoa o la patata dulce son alimentos que toman a diario; han eliminado de su dieta productos refinados como la harina, el azúcar o la sal. Utilizan especias como la cúrcuma, el cilantro, el orégano, etc., con propiedades antiinflamatorias y antioxidantes para condimentar sus comidas y también las toman en forma de bebida. El agua fresca de manantial es su bebida principal, aunque también incluyen el té (negro y verde, por sus propiedades antioxidantes), el vino, en ocasiones, y algún licor artesanal.

En Okinawa, por ejemplo, es común tomar pescado azul crudo o poco cocido, alimentos fermentados como el miso y las algas que favorecen un buen funcionamiento del organismo. En esta zona también ponen en práctica el «Hara Haci Bu» que consiste en dejar de comer antes de sentirse saciado. Se cree que esta limitación en el consumo de calorías aumenta la esperanza de vida.

2. El ejercicio físico

No lo practican tal y como nosotros lo haríamos, pero tampoco son sedentarios; más bien todo lo contrario. Suelen caminar, montar en bici, cuidar de la huerta, pescar… Pasan todo el tiempo que pueden al aire libre para absorber la vitamina D y así mantener fuerte el organismo. Los abjasos, por ejemplo, trabajan durante toda su vida; en Okinawa practican la danza y las artes marciales.

3. Su postura ante la vida

Casi no sufren estrés porque para ellos la vida tiene un fin y un sentido concretos. Durante la investigación que el doctor Buettner llevó a cabo en Okinawa, se encontró con el caso de una mujer de ciento dieciséis años que comentó que se sentía libre porque nada limitaba su pensamiento ni su libertad. También en Estados Unidos, en Loma Linda, comprobó que seguir unos hábitos a lo largo de la vida (no comer carne y sí verdura, frutas, granos…) los ayudaba a mantenerse más jóvenes.

4. Trabajo y sociedad

La familia es el núcleo principal de su sociedad, así como lo es el respeto por las personas mayores. No conciben vivir asilados, pues eso significaría la muerte. Compartir, hablar, reírse con todos y de uno mismo son las claves de su vida en común.

La mayoría trabaja en el campo y no existen ni la palabra jubilación ni las prisas. Eso no quiere decir que no tengan sus momentos de descanso y de ocio. Siguen una vida sencilla, con un objetivo y unas ilusiones que les hacen seguir adelante.

Para ellos la espiritualidad es un denominador común. Viven en contacto directo con la naturaleza y, sobre todo, valoran las pequeñas cosas, la familia. Cuentan con un extraordinario apoyo del resto de su sociedad.

¿Cómo seguir una dieta equilibrada? ¿Por qué vivir sin gluten?

En general, se trata de consumir alimentos variados en la cantidad que nuestro tipo de vida y nuestras condiciones nos demanden. También hay que considerar los gustos, las creencias, las costumbres de cada individuo y de su sociedad. Esto nos conduce a afirmar que no hay una dieta única ni ideal. Pero lo que sí es fundamental es no dejarse arrastrar por las modas. Tomar el ejemplo de los hábitos de las culturas antes expuestos junto con el sentido común y la práctica del ejercicio nos pueden llevar a superar el reto de cómo vivir más y mejor.

Algunos relacionan la ingesta de gluten con la mejoría de muchas enfermedades, sobre todo las de carácter autoinmune (como la endometriosis), las digestivas (como el colon irritable) o, incluso, se estudia la relación entre la sensibilidad al gluten y la infertilidad. Aunque la enfermedad celíaca es la reacción más grave al consumo de gluten, en ocasiones, hay individuos que dejan de tomar gluten aunque no muestran intolerancia. Es el caso, por ejemplo, de algunos deportistas de élite que han visto cómo se reforzaba su capacidad física al eliminarlo de su dieta.

El gluten, cuando entra en contacto con el intestino de una persona celíaca o sensible, produce una inflamación y daña el revestimiento de este órgano. Las consecuencias son la mala absorción de los nutrientes (proteínas, carbohidratos, grasas, vitaminas y minerales); se abre la puerta a alimentos que no han sido bien digeridos o que son tóxicos, y de organismos dañinos. Antes de tomar cualquier decisión, conviene consultar con un profesional de la salud y hacer pruebas para descartar la celiaquía, eliminando el gluten dos o tres meses para comprobar cómo está entonces el sistema digestivo, si desaparece el dolor, si se recupera la energía…

Si se es celíaco, no hay más remedio que dejar de consumir gluten, pero es básico seguir una alimentación adecuada que vele por el organismo y por la salud. Pero tanto si solo se padece una intolerancia como si nos planteamos eliminarlo para fortalecer nuestro organismo, son variables que deberemos valorar personalmente.

Este libro ofrece una serie de herramientas para utilizar en cualquiera de los casos mencionados; además da unas pautas para vivir más años con una buena calidad de vida.

¿QUÉ ES EL GLUTEN? ALIMENTOS CON GLUTEN Y SIN GLUTEN

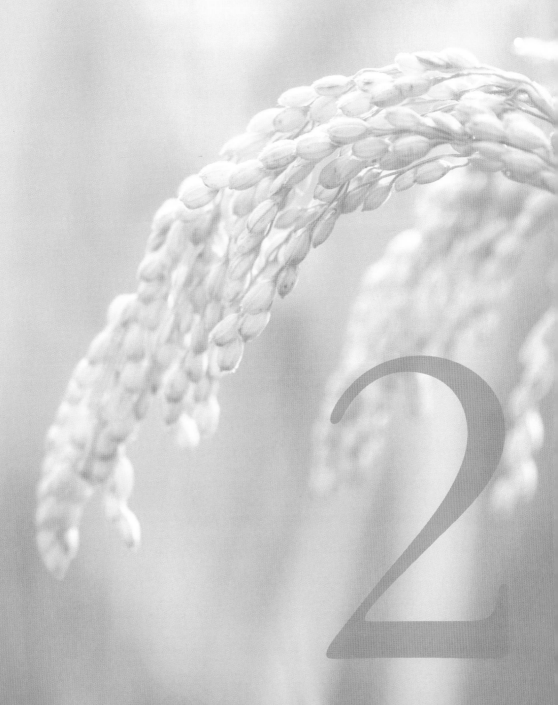

2

Campo de trigo sarraceno

El gluten es el protagonista indiscutible de este libro. A lo largo de sus páginas contaremos cómo se puede vivir bien sin esta proteína. En muchos casos, se impone prescindir de ella cuando se diagnostica celiaquía o existe una sensibilidad al gluten no celíaca, pero, en otros, aunque no se padezca esta enfermedad, puede resultar beneficioso excluirlo de la dieta.

¿Qué es el gluten?

El gluten es un grupo de proteínas insolubles al agua que se encuentran sobre todo en el trigo, pero también en otros cereales como el centeno, la espelta, la cebada, la avena, etc., y en todas sus variedades (cuscús, bulgur…).

El noventa por ciento del gluten lo forma una proteína conocida como gluteína, además de otras proteínas, las prolaminas, ricas en prolina y glutamina.

Según el cereal del que procedan, las prolaminas reciben nombres diversos como gliadina (la del trigo), hordeína (la de la cebada), secalina (la del centeno) o avenina (la de la avena).

Las prolaminas son las responsables de provocar la reacción inmunológica que da origen a la enfermedad celíaca, que se caracteriza por la mala absorción del gluten en el intestino, tras lo cual se produce una inflamación que lo acaba dañando. Las personas que padecen esta enfermedad presentan problemas de asimilación de nutrientes, sobre todo de las vitaminas B12, B6, D y K, y de algunos minerales, como el hierro, el calcio, el magnesio, el cobalto, etc.

Afortunadamente, el gluten es una proteína de la que se puede prescindir sin perjudicar al organismo y que se puede sustituir por otras de origen vegetal (legumbres, frutos secos, semillas…) y/o animal (huevos, pescados, carne, leche…).

Algunas de las principales razones que se barajan para saber por qué una persona es intolerante al gluten y otra no, apuntan a la manipulación del cultivo del trigo y su genética, con los cambios del terreno y con las variaciones del clima a lo largo del tiempo. Todas estas transformaciones, que han afectado sobre todo a la proteína del trigo, han provocado que las enzimas de los seres humanos no se adapten al cambio y reaccionen en contra.

El gluten no solo está presente en el pan tradicional (es el responsable de que la harina de trigo se pueda panificar, ya que le proporciona elasticidad y pegajosidad), también su uso está generalizado en la industria alimentaria. Una enorme variedad de productos contiene gluten de trigo, de cebada, de avena…, en forma de aglutinante, espesante o para darles viscosidad. También puede aparecer por causa de una contaminación cruzada o incluso por la adulteración de un alimento. Todo ello supone un riesgo importante para la salud, tanto de los celíacos como de aquellos que tienen sensibilidad al gluten. Por tal razón, los alimentos que se declaran aptos para el consumo por los celíacos deben someterse a un estricto control sanitario.

Avena: un cereal paradójico

Está compuesta por la prolamina avenina, una variedad de gluten. La ley alimentaria expone: «la avena, en los productos alimenticios para personas con intolerancia al gluten, debe estar preparada, cocida y/o procesada para evitar la contaminación por el trigo, el centeno, la cebada o sus variedades híbridas; el contenido de gluten de la avena no debe exceder de 20 mg/kg». Es decir, la mayoría de los celíacos podrían tolerar un consumo de unos 50 g de este cereal al día.

En países del norte de Europa, la avena se cultiva libre de gluten; desde finales de la década de los noventa del siglo xx, la pueden consumir los celíacos. Otros países como Gran Bretaña o Estados Unidos también la cultivan de la misma manera, aunque siempre se aconseja que los celíacos la incluyan progresivamente en su dieta: en forma de copos es perfecta para tomarla en el desayuno, como bebida, en crema, en batidos… *(ver capítulo de recetas).*

ALIMENTOS **CON** GLUTEN

Cereales:

Trigo y sus derivados, como el bulgur

Centeno
Cebada
Avena
Kamut
Espelta

Otros o derivados:

Productos de bollería (galletas, pasteles…)

Pasta elaborada con estos cereales (macarrones, fideos, espaguetis…)

Bebidas destiladas o fermentadas a partir de cereales (cerveza, algunos licores)

Bebidas malteadas (proceso aplicado a los granos de los cereales)

Es recomendable mirar las etiquetas para descartar almidones modificados:

E-1404, E-1412, E-1414, E-1422, E-1442, E-1410, E-1413, E-1420, E-1440, E-1450

Alimentos que pueden contener gluten:

Charcutería en general: mortadela, jamón, salchichas, patés…
Margarina
Yogures con sabores o trocitos de fruta
Quesos fundidos
Conservas de carne y pescado con diferentes salsas
Golosinas
Sucedáneos de café u otras bebidas de máquina
Frutos secos, fritos y tostados con sal
Helados y sucedáneos de chocolate

Cuidado con los alimentos precocinados

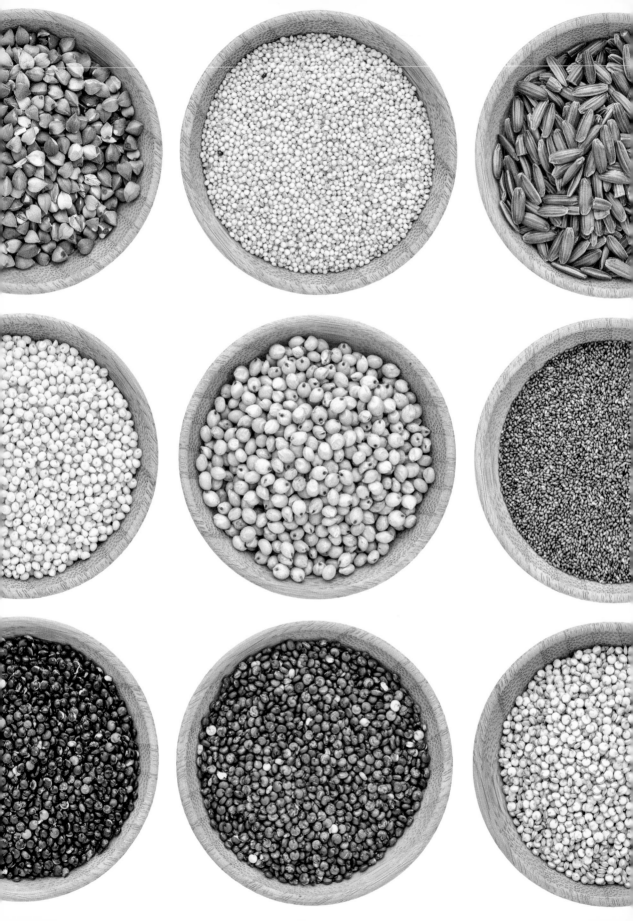

ALIMENTOS **SIN** GLUTEN

Leche y derivados lácteos (queso, mantequilla, requesón, nata)

Carne, pescado y marisco

Huevos

Fruta, verdura, hortalizas y legumbres (judías, guisantes, lentejas, garbanzos, azukis, soja)

Cereales integrales: arroz, maíz, tapioca, trigo sarraceno, quinoa, amaranto, mijo, teff, sorgo

Azúcar integral (rapadura, panela o mascavo), miel (cruda de buena calidad), estevia, azúcar de coco

Aceites: oliva virgen y prensado en frío, aceite de coco

Otros aceites: linaza, sésamo, almendra…

Café y té natural (no instantáneos), infusiones (menta poleo, camomila, tila…)

Es muy importante que aparezca este símbolo en el envase. Significa que el producto no contiene gluten.

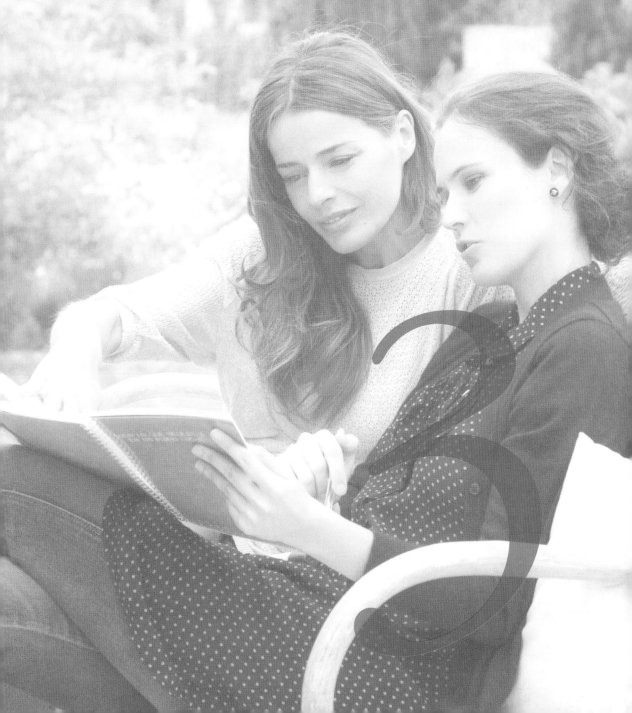

LA ENFERMEDAD CELÍACA Y LA SENSIBILIDAD AL GLUTEN NO CELÍACA

Ante un diagnóstico de celiaquía, nadie está a salvo de experimentar sensaciones diversas, dispares y hasta paradójicas. Lo que sí es seguro es que, por un lado, nuestra dieta se presentará como una incógnita ante la prohibición de consumir alimentos de siempre como el pan de trigo y, por otro, un alivio al encontrar una explicación a lo que nos ocurre. Para enfrentarnos a esta situación, una de las claves es contar con un buen asesoramiento nutricional para que nuestro organismo no se resienta y llevar una vida saludable y feliz.

Al introducir alimentos sin gluten en la dieta, una de las preguntas que se plantean es ¿dónde los consigo? En casi todas las ciudades existen tiendas especializadas en productos ecológicos y naturales, y herboristerías donde hay una gran variedad. También en la sección ecológica de algunos grandes almacenes o supermercados, donde la oferta crece cada día ante la gran demanda. Los que viven en pequeñas ciudades o en zonas rurales pueden acudir a mercados, panaderías especializadas y tiendas en línea.

No hay que tener miedo a probar este tipo de productos, ya que cada vez hay más variedad, con una alta calidad y delicioso sabor. También es recomendable echar un vistazo a blogs de cocina o páginas web donde se puede encontrar un increíble número de recetas «sin gluten»; una buena manera de abrir los ojos a un mundo hasta ahora desconocido y que seguro que sorprenderá gratamente.

Otra iniciativa para estar al día es visitar ferias como Biocultura, que, con carácter anual, se celebran en diferentes ciudades como Barcelona, Madrid, Bilbao o Valencia. Es un buen centro de información, donde, además, se pueden degustar muchos productos. También hay que empezar a salir a comer, a retomar una vida normal. Muchos restaurantes ya ofrecen platos sin gluten, sabrosos y originales. Desde noviembre de 2015, en España existe una normativa que obliga a los restaurantes a marcar en el menú aquellos platos que no llevan gluten.

El diagnóstico

Alessio Fassano, médico italiano, profesor de pediatría, medicina y fisiología en la Universidad de Maryland (Estados Unidos), y actualmente director del Centro de Investigaciones de Celiaquía y del Centro de Investigaciones de

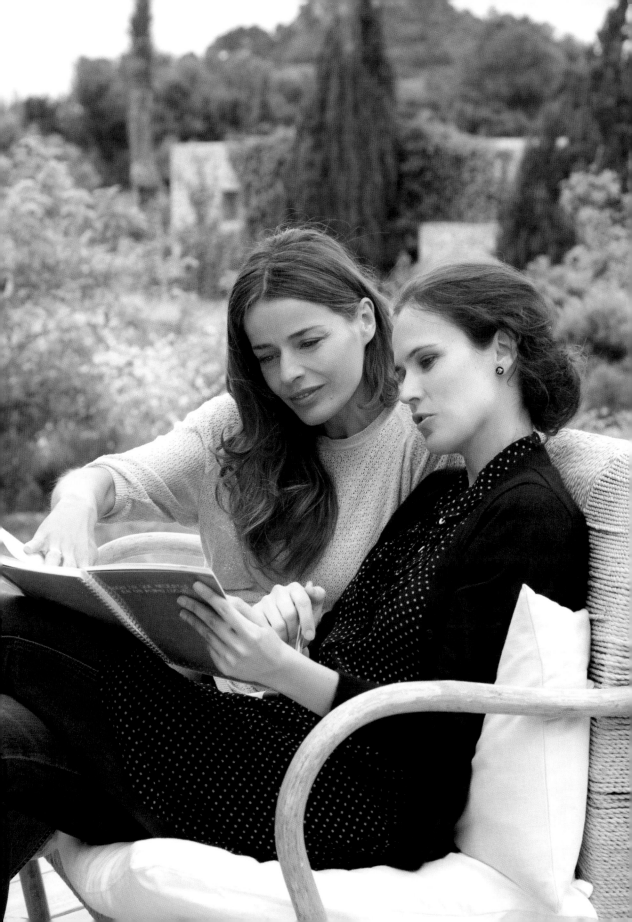

Biología de las Mucosas, ha expuesto recientemente en sus conferencias que primero se creía que la única reacción al gluten respondía a la enfermedad celíaca. Pero, con el tiempo, se ha descubierto que muchos pacientes que sufren dolor abdominal, diarrea, estreñimiento… y que no han sido diagnosticados como celíacos ni con sensibilidad al gluten no celíaca (SGNC) mejoran al suprimir esta proteína de su dieta. Fue en 2012 cuando se describe este tipo enfermedad al gluten no celíaca que de momento no se puede diagnosticar con marcadores biológicos específicos. Actualmente, las investigaciones están centradas en descubrir la causa y, cada vez, se publican más estudios para responder a las preguntas que plantea la SGNC.

Sus investigaciones han puesto nombre a los trastornos relacionados con el gluten, y los han clasificado en tres categorías:

- **La alergia al trigo** que se manifiesta como una reacción alérgica. El mecanismo es el mismo que en otras alergias. Se ve comprometida una parte del sistema inmune, que produce anticuerpos llamados IgE, que pueden desencadenar reacciones alérgicas. Los síntomas pueden ser: problemas digestivos, sarpullidos en la piel, asma, etc.

- **La enfermedad celíaca** que es la forma autoinmune, como la diabetes tipo 1, la esclerosis múltiple o la artritis reumatoide. Nacemos con una genética que nos predispone a desarrollar enfermedades autoinmunes, aunque siempre hay que añadir factores medioambientales. En muchos casos, el diagnóstico de la enfermedad es tardío, lo que provoca que el sistema inmune ya haya dañado la barrera intestinal, atrofiando las microvellosidades intestinales. Esto se traduce en una inadecuada absorción de los nutrientes de los alimentos y, por tanto, con diferentes problemas de salud. Un enfermo celíaco al que se le ha diagnosticado tardíamente padece hinchazón abdominal, estreñimiento o diarrea crónica, anemia, falta de energía, erupciones cutáneas, dolor de cabeza, etc.

- **La sensibilidad al gluten no celíaca** es una reacción al gluten no alérgica y no autoinmune. La diferencia con la enfermedad celíaca es que el intestino no está dañado y se diagnostica por el llamado proceso de exclusión. Los expertos recomiendan antes descartar las dos primeras siguiendo una dieta sin gluten. Si los síntomas mejoran, probablemente sufran una sensibilidad al gluten no celíaca.

Estas son las tres claves que hablan de la importancia de una dieta sin gluten:

1. El aumento del sobrepeso y del sedentarismo.
2. La manipulación genética y el tratamiento químico de los cereales a lo largo de los siglos XIX y XX. Las variedades híbridas de trigo y centeno han ido aumentando su contenido en proteínas, lo que podría provocar alergias e intolerancias a ciertos alimentos.
3. La exigencia de la sociedad de llevar una dieta saludable.

Actualmente, la intolerancia al gluten no celíaca, más conocida como sensibilidad al gluten no celíaca (SGNC), es uno de los trastornos más habituales. Según los últimos estudios, puede afectar a más del seis por ciento de la población, cantidad que parece que irá en aumento.

El doctor Fassano cuenta que, al comienzo de su vida profesional en Nápoles, atendía cada semana a más de veinte niños con un trastorno celíaco. Cuando llegó a Estados Unidos, pasaba semanas sin ver ni un solo caso. Esta paradoja (que resultó ser por fallos en el diagnóstico) le hizo poner en marcha un estudio epidemiológico con trece mil personas cuyo resultado fue la validez de un caso cada ciento treinta y tres.

En noviembre del 2015, los doctores Fassano, Huedo Medina, Leonard y Camhi publicaron un estudio a través del PubMed (registro bibliográfico en ciencias de la salud), en el que se manifiesta que no solo la predisposición genética y la exposición al gluten son suficientes para desarrollar la enfermedad celíaca. Los factores ambientales y la composición de la microbiota intestinal pueden ser determinantes. Por ejemplo, el parto, microbiota de la madre, la alimentación infantil y el uso de antibióticos. No hay estudios a gran escala, pero ya se investiga en esta dirección sobre el papel que juega el microbioma intestinal ante la aparición de la enfermedad.

Es básico hablar con el médico y el nutricionista sobre los síntomas y los problemas de salud que se padecen, antes de comenzar por cuenta propia un tratamiento. Seguir una dieta sin gluten sin pruebas complicará el diagnóstico.

Cuando el médico recomiende un tipo de dieta, hay que contar con el consejo de dietistas-nutricionistas. Ellos son los únicos que pueden asesorar sobre un tipo de alimentación en el que no solo se excluye el gluten durante el primer año o más, también marcarán pautas para regenerar el sistema digestivo.

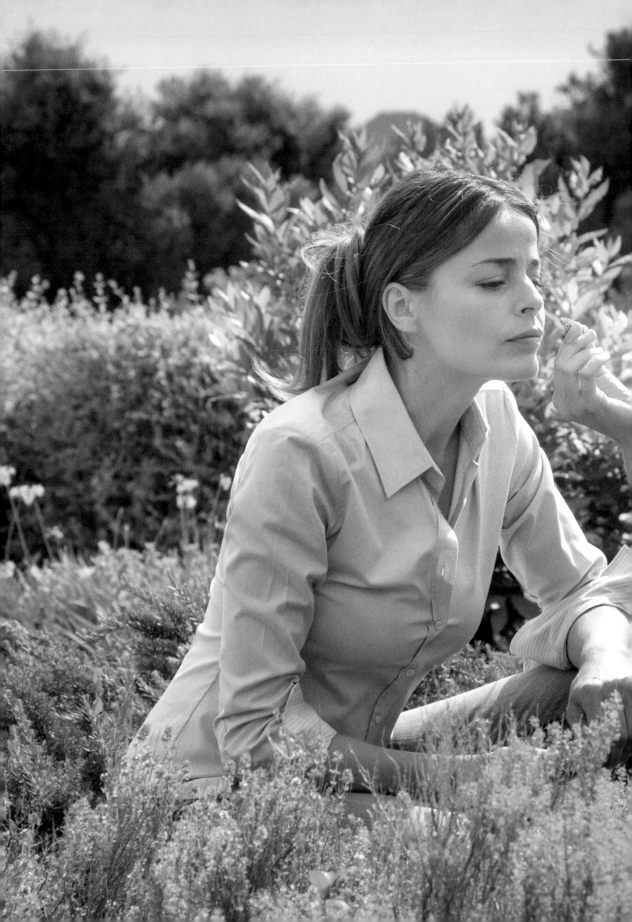

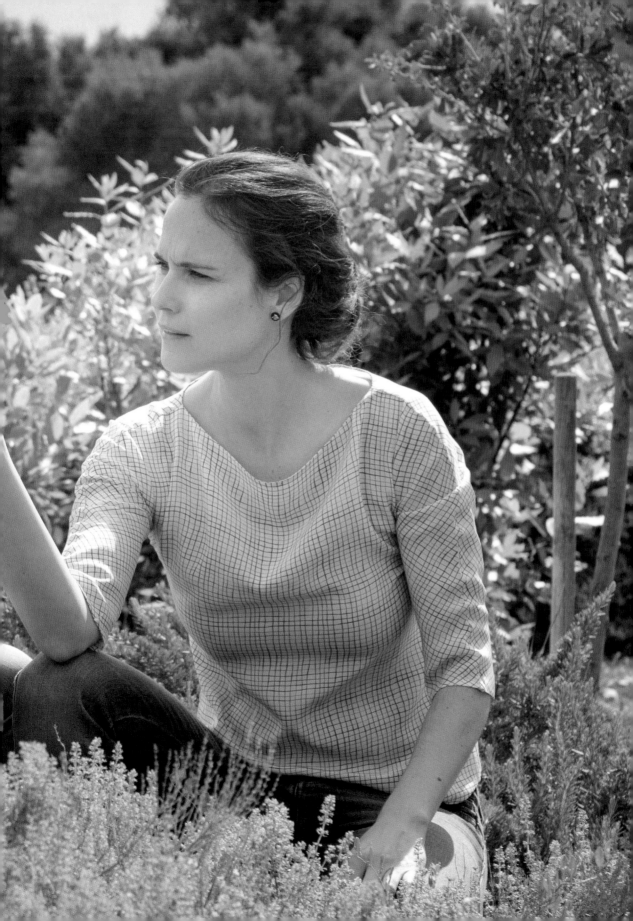

¿CÓMO ES NUESTRO ECOSISTEMA INTESTINAL?

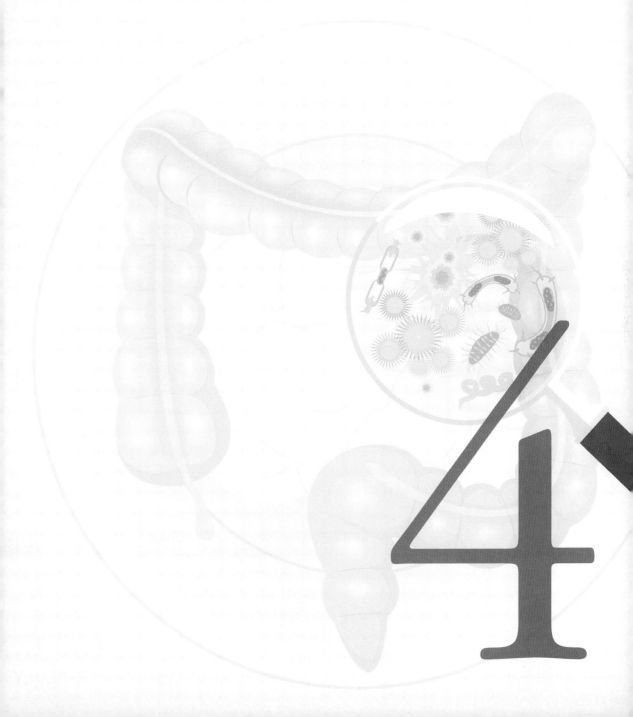

El ecosistema intestinal de un celíaco, justo tras el diagnóstico de la enfermedad, se encuentra muy alterado: presenta lesiones, inflamación y desequilibrio en la mucosa intestinal. Para recuperar el equilibrio interno, es básico ser constantes y pacientes ante un tratamiento que, en general, suele ser largo.

¿Cómo es nuestro ecosistema intestinal?

Las paredes de nuestro intestino son permeables. Esta permeabilidad es la que permite el paso de los nutrientes al torrente sanguíneo. Al mismo tiempo, la mucosa intestinal es una barrera que frena la entrada de alimentos no digeridos, tóxicos y microorganismos dañinos. El problema es cuando las paredes se inflaman y se hacen demasiado permeables, lo que llamamos hiperpermeabilidad intestinal, y se elimina la barrera que hemos comentado antes.

Para evitar este problema, necesitamos un intestino saludable que no deje pasar las sustancias no deseables.

En el ecosistema intestinal se aloja la flora intestinal formada por bacterias, con el nombre de microbiota intestinal. Es muy importante para:

- Digerir los alimentos: producen vitaminas y minerales, y crean ciertos nutrientes básicos como los ácidos grasos de cadena corta.
- Mantener la inmunidad y el control ante desórdenes inflamatorios.
- Equilibrar salud-enfermedad.

La microbiota se nutre de lo que comemos; por eso el tipo de dieta que elijamos afecta a su composición y a la abundancia de microorganismos. Una buena alimentación tendrá efectos muy positivos en la reparación del epitelio y la permeabilidad intestinal.

Cuando hablamos de expresión genética de la microbiota, hacemos referencia al microbioma, el código genético de estas bacterias. Tenemos diez veces más bacterias que células humanas.

El desequilibrio de la flora debilita el sistema inmunológico y favorece la aparición de intolerancias alimentarias al gluten, alergias cutáneas, problemas respiratorios y alimentarios, y enfermedades inflamatorias crónicas.

En los últimos cinco años se han publicado en el PubMed setenta y cinco mil investigaciones relacionadas con las enfermedades intestinales. En el pasado, el intestino solo era un órgano que digería, transportaba y eliminaba los alimentos que comíamos; actualmente, podemos decir que es mucho más. En él se encuentra el ochenta por ciento del sistema inmune innato, es el responsable de fabricar entre el ochenta y el noventa y cinco por ciento de serotonina (hormona de la felicidad) y también transporta las plaquetas hacia el sistema nervioso central atravesando la barrera hematoencefálica.

El intestino, aunque suene extraño, tiene una actividad neuronal importante, parecida a la del cerebro. Muchas veces nos mostramos irritables cuando tenemos flatulencias, malas digestiones, diarreas, estreñimiento, gases, hinchazón, dolores abdominales… Son indicadores de que el intestino no trabaja bien. El paso de toxinas al torrente sanguíneo sobrecarga el hígado y pueden aparecer sensibilidades a nuevos alimentos. Esto nos hace pensar que si el intestino está bien no surgirían tantas intolerancias alimentarias.

En el intestino tenemos proteínas transportadoras que permiten el paso de nutrientes al torrente sanguíneo. Si están afectadas, pueden aparecer deficiencias como, por ejemplo, la falta de cobre (capaz de elevar los niveles de colesterol) o la de magnesio (que produce espasmos musculares).

También se ha visto la relación que existe entre el intestino y la salud hormonal. Cuando hay un exceso de estrógenos, estos se reabsorben en el intestino y se vuelven a activar, lo que favorece la inflamación intestinal. Pueden provocar otros síntomas, como síndrome premenstrual, endometriosis o mamas fibrosas.

Cada vez hay más estudios que relacionan la hiperpermeabilidad intestinal con las enfermedades autoinmunes como celiaquía, artritis reumatoide, tiroiditis de Hashimoto…

¿Cómo es nuestra microbiota intestinal?

Antes de hablar de bacterias buenas y malas que habitan en nuestro intestino, conviene definir el término «disbiosis», que supone la proliferación de bacterias malas, y que generan alteraciones en nuestra salud. Una simple analítica de heces nos daría información de cómo se compone nuestra flora intestinal: bacterias proteolíticas productoras de gases, bacterias sanas, hongos y parásitos.

Bacterias buenas

- Protectoras: mantienen la resistencia a la colonización o invasión por gérmenes patógenos externos o facultativos en el intestino delgado y grueso. Son: *Lactobacillus spp, Bifidobacterium spp, Bacteroides spp, H2 O2 Lactobacillus.*

  - Inmunomoduladoras: son capaces de inducir respuestas inmunitarias inespecíficas, lo que garantiza un entrenamiento continuo del sistema inmunitario: *Escherichia coli, Enterococcus spp.*

  - Muconutritivas: mantienen cualitativa y cuantitativamente una buena capa de mucus, la mucosa intestinal. El mucus «alberga» los nichos tróficos de las bacterias y contiene ácidos grasos de cadena corta (butirato, acetato, propionato) que les sirven de nutrientes a las bacterias y a las células de pared del epitelio intestinal. Son: *Akkermansia muciniphila, Faecalibacterium prausnitzii.* Las consecuencias de su disminución son, entre otras, la inflamación de la mucosa intestinal, alteración de la permeabilidad intestinal o alergias.

Bacterias malas

Si están en la proporción adecuada no suponen un problema, pero sí lo son cuando sobrepasan ciertos límites.

- Proteolíticas: la degradación bacteriana de las proteínas por las bacterias proteolíticas produce desechos o metabolitos indeseados (aminas biógenas, metano, NH_3, etc.) que cambian el pH, interfieren en el metabolismo y producen hepatotoxicidad. El aumento de la microbiota proteolítica puede ser la causa de síntomas digestivos (meteorismo, diarrea…), fatiga crónica, cefaleas… Son: *E. coli biovare, Proteus spp, Pseudomonas spp, Clostridium spp.*

- Hongos y levaduras: las segundas en un número elevado pueden aumentar la predisposición alergénica del organismo y causar, por ejemplo, candidiasis vulvovaginales.

Prevención. Tratamiento

El delicado equilibrio microbiano puede verse alterado por muchos factores como por el uso de antibióticos, por el tratamiento de drogas esteroideas y antiinflamatorios no esteroideos, por una mala alimentación (como la ingestión de alimentos procesados), por el estrés, la polución, tras un tratamiento de quimioterapia, etc. Pero uno de los factores clave es, sin duda, la alimentación.

- Una dieta rica en proteínas de origen animal y pobre en fibra soluble y almidón resistente aumentará los síntomas, pues elevará el número de bacterias malas y disminuirá el de las buenas.
- Alimentos que irritan las mucosas del tubo digestivo: azúcares, refinados, procesados, aditivos, alcohol, café. Dietas ricas en grasas saturadas, fritos, etc., producen descargas biliares concentradas a destiempo y resultan irritantes para los intestinos.
- Conviene descartar las intolerancias alimentarias a la lactosa, fructosa, gluten, sorbitol, etc.

La alimentación actual se basa en:

- Exceso de alimentos
- Falta de nutrientes
- Toxinas

Por tanto, se impone evitar una dieta con un alto contenido en alimentos procesados y refinados (harinas, grasas, sal y azúcares…), y con aditivos alimentarios. Es mejor apostar por una alimentación rica en frutas, verduras, grasas saludables, proteínas de calidad, etc.

Una mala alimentación supone:

- Debilidad de la membrana intestinal y, como consecuencia, gran permeabilidad intestinal.
- Disbiosis en la flora intestinal y, por lo tanto, exceso de fermentación y putrefacción.
- Agotamiento de las glándulas digestivas que conlleva una digestión parcial de los alimentos.

Los pasos para cuidar nuestro intestino son:

1. Evitar los alimentos no recomendables, con poder inflamatorio. Eliminar el antígeno de la dieta como alérgenos, sustancias tóxicas, parásitos y hongos. Las células intestinales, tal y como hemos comentado, nos defienden de la entrada de sustancias no deseables. Una de las funciones de esta capa es formar una barrera para protegernos de la invasión. Cuando la entrada entre células (*tight junctions*) no funciona bien y está abierta (más permeabilidad), dependiendo de la salud de cada persona, se puede manifestar como una enfermedad autoinmune y desarrollar celiaquía. Estas entradas están controladas por diferentes moléculas, pero se sabe que la zonulina es una de las que controlan la permeabilidad fisiológica. Cuando existe este problema, se produce demasiada zonulina (un indicador de muchas enfermedades autoinmunes, según manifiesta el doctor Fassano).

2. Reemplazar estos alimentos por otros con enzimas digestivas o alimentos (como el jengibre) que estimulen las secreciones digestivas.

3. Reinocular con prebióticos y probióticos. Existen pruebas que apoyan el uso de cepas bacterianas seleccionadas en la prevención y el tratamiento de diversas enfermedades. Los probióticos son cada vez más específicos, y también los simbióticos (probióticos y prebióticos), que favorecerán el desarrollo de una flora bacteriana protectora y evitan que las bacterias dañen el ADN celular con sus metabolitos.

4. Reparar con L-Glutamina, aloe vera, butirato, cinc, selenio, vitaminas C, D, E, A, omega-3 (DHA y EPA). Para reinocular y reparar se necesitan como mínimo de seis a ocho meses y seguir al mismo tiempo una buena alimentación mediante hábitos alimenticios saludables.

El origen de nuestro intestino

¿Qué ocurre desde que somos concebidos hasta que nacemos y empezamos a alimentarnos?

Los últimos estudios comparan los microorganismos que habitan en el intestino e incluso en la boca de la madre con la misma composición de estos en el intestino del bebé. Una afirmación que habla de la importancia de cuidar el intestino y la higiene bucal de la madre durante el embarazo.

A partir de los dos años de vida del bebé y hasta la edad adulta, se habla de un periodo de estabilización. La microbiota intestinal permanecerá más o menos estable en función de la alimentación y de factores ambientales. A medida que nos hacemos mayores se va perdiendo diversidad y funcionalidad.

¿Cómo adquirimos las bacterias de la microbiota?

Durante la lactancia, los microorganismos presentes en el intestino se trasladan a las glándulas mamarias y por ende a la leche.

La leche humana, además de los macronutrientes, contiene también miles de moléculas bioactivas que protegen al bebé contra la infección, la inflamación y le ayudan a la maduración del sistema inmune, al desarrollo de órganos y a una colonización microbiana saludable. Algunas de estas moléculas, por ejemplo, la lactoferrina, están siendo investigadas como agentes terapéuticos.

Además, el lactante que toma leche materna está ingiriendo cada día entre diez mil y cien mil millones de bacterias. Se ha observado que estas bacterias también intervienen en la protección del bebé frente a infecciones; además, favorecen el desarrollo de su sistema inmune. La exposición de estos microorganismos disminuye el riesgo de padecer diarrea, enfermedades respiratorias y metabólicas (diabetes, obesidad…).

Los bebés que se alimentan con leche materna tienen una tendencia menor a padecer enfermedades intestinales y más baja permeabilidad intestinal, ya que se cree que aceleran la maduración de la barrera intestinal.

La composición de la leche materna varía según la etapa de la lactancia y también entre madres y el grupo de población al que pertenezcan.

Hay que tener una especial atención a la manipulación, almacenamiento y pasteurización de la leche, ya que se pueden alterar sus propiedades.

Podemos concluir diciendo que es clave cuidar la alimentación de la madre durante el embarazo y la lactancia, para garantizar que el bebé disponga de una microbiota intestinal sana.

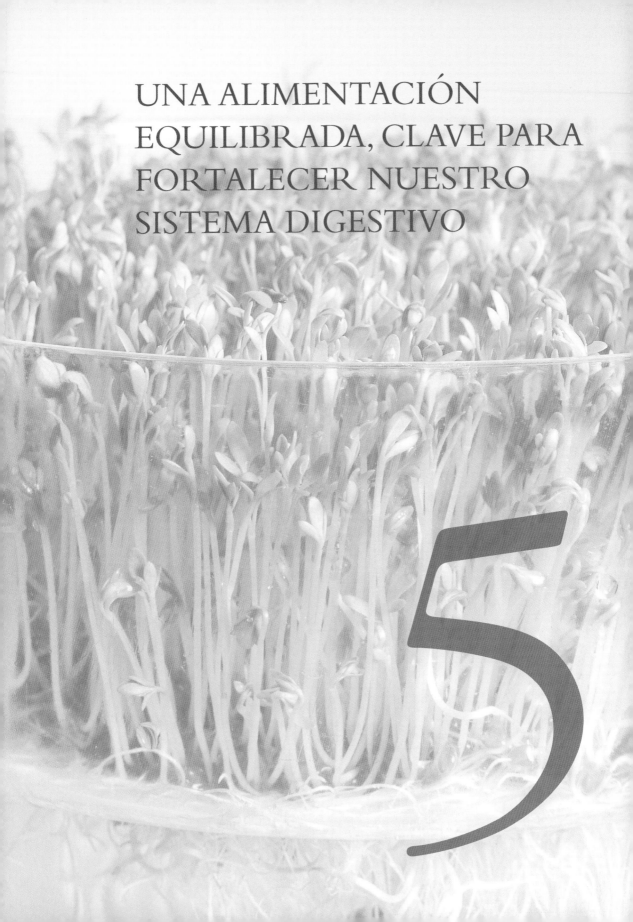

UNA ALIMENTACIÓN EQUILIBRADA, CLAVE PARA FORTALECER NUESTRO SISTEMA DIGESTIVO

5

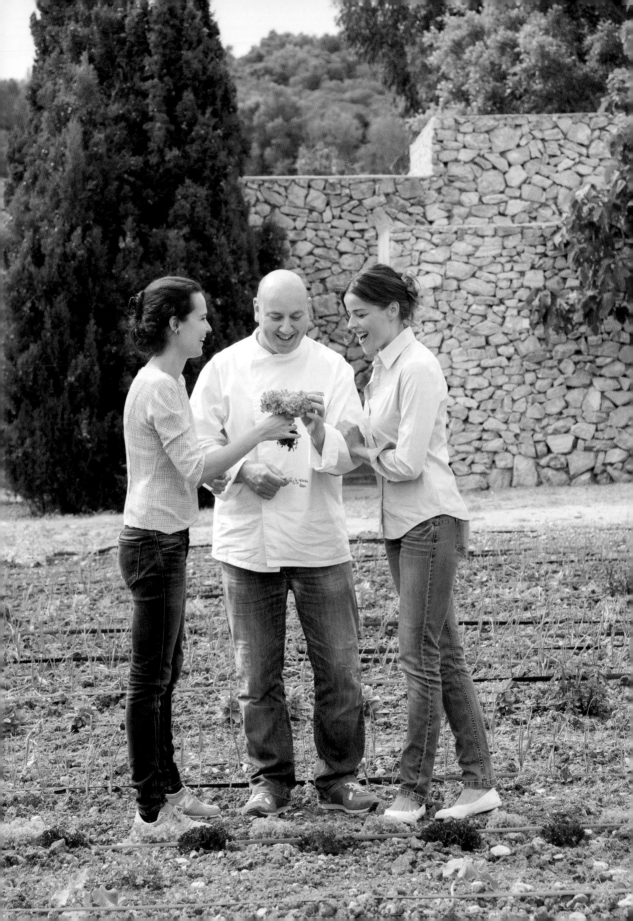

Según el doctor Walter Willet, director del Departamento de Nutrición de la Universidad de Harvard (Estados Unidos), hay que considerar cuatro factores como los más determinantes para la salud del individuo, pese a que, como hemos visto anteriormente, existan multitud de ellos.

- Individuales: marcados por la genética, la psicología y la biología.
- Familiares: el ambiente en el que vivimos y nos relacionamos y las costumbres de cada cultura.
- De localización: dónde nos encontramos y los servicios de los que disponemos a nuestro alrededor como la atención social, los gimnasios o las zonas verdes.
- Sociológicos: las normas y los patrones culturales.

El ser humano vive en la naturaleza y forma parte de ella. Los elementos que la conforman como el sol, el aire, el agua o los alimentos penetran en nuestro cuerpo y entran a formar parte de él. De la misma manera, estamos expuestos a virus, hongos, bacterias, etc. Por todo ello, es importante seguir una alimentación variada y equilibrada que refuerce nuestro sistema inmunológico. Además, también una alimentación de calidad nos permite renovar los tejidos que conforman el organismo y contar con un sistema digestivo fuerte que pueda asimilar y metabolizar los alimentos, así como eliminar los residuos sin problemas.

Las células que forman el cuerpo humano toman de la sangre los nutrientes específicos que necesitan. De ellas, las neuronas son las más sensibles a la calidad de la sangre y las que primero reaccionan ante moléculas que les impiden tener un buen funcionamiento (alcohol, pesticidas, estrógenos…)

Muchos de los estudios realizados sobre la flora intestinal o microbiota manifiestan que las bacterias «buenas» que la forman fermentan los principios inmediatos (carbohidratos, proteínas, grasas) y transforman los polifenoles de algunos alimentos como frutas o verduras en sustancias activas que ayudan al organismo a asimilarlos. Estas bacterias nos protegen ante las bacterias malas y evitan que proliferen. Por ejemplo, la fibra soluble o el almidón resistente fabrican en el colon ácidos grasos de cadena corta que proporcionan energía a los tejidos, regulan el pH intestinal, reducen el número de bacterias dañinas y refuerzan el sistema inmunológico.

La clave de una alimentación equilibrada y saludable está en la elección de alimentos naturales, de proximidad, de temporada y sin tratamientos químicos. Es básico comer la cantidad que se adapte a la tarea que realicemos tanto física como mentalmente. Además, si nos alimentamos de forma adecuada, nuestro estado de ánimo cambiará, como ocurría en el ejemplo de Okinawa, del que hablamos en páginas anteriores.

Pese a todas las teorías que surgen cada día en torno a la alimentación, es muy importante no dejarse llevar por las modas y guiarse por el sentido común. Es más interesante consumir una naranja de temporada y, si se puede, recién recolectada, que fuera de temporada, ya que habrá perdido la mayor parte de la vitamina C. No solo es importante lo que comemos, también cómo lo hacemos. Cocinar los alimentos con técnicas de cocción saludables y masticar bien y despacio, en un ambiente tranquilo, son pautas aconsejables. Seguro que todos recordamos lo bien que sienta una comida cuando se está de vacaciones, lejos del estrés. No cabe duda.

¿Por qué no funciona bien el sistema digestivo? Estas son algunas de las causas

- Ingerir alimentos demasiado procesados y con muchos azúcares refinados, aditivos, grasas no saludables y sal añadidos.
- Disbiosis: la microbiota está desequilibrada porque hay demasiadas bacterias malas.
- Tomar demasiados productos animales y poca fibra favorece el desarrollo de las bacterias malas en detrimento de las beneficiosas.
- Consumir alcohol, cafeína, aditivos o azúcar, que irritan el estómago.
- Intolerancias alimentarias: en ocasiones se manifiestan por tener un sistema digestivo débil.
- Abusar de alimentos fermentados (pan, queso, alcoholes, encurtidos…).
- Largos tratamientos con antibióticos, drogas esteroideas y antiinflamatorios no esteroides, incluida la aspirina. Muchos de estos provocan que la pared intestinal se inflame.
- Estrés, contaminación y un descanso nocturno de mala calidad.

Consejos para fortalecer el sistema digestivo en una dieta libre de gluten

Cuando un celíaco empieza a prescindir del gluten, se ponen en marcha unos mecanismos para reparar las lesiones intestinales. Es en este momento cuando se normaliza la respuesta inmunológica y cuando los síntomas empiezan a desaparecer gradualmente. Sin embargo, no es suficiente eliminar el gluten; es importante fortalecer el sistema digestivo con alimentos y suplementos adecuados que lo reparen y regeneren. Estas son algunas de las pautas:

1. Adaptar la dieta a cada persona según sus necesidades, costumbres o sintomatología. Hay que evitar los alimentos que nos perjudican:

- Azúcar refinado y edulcorantes artificiales. La mejor opción son los endulzantes naturales como la fruta, fruta seca o verduras dulces. Otras posibilidades son el azúcar integral de rapadura, panela, mascavo, miel (cruda de buena calidad), estevia, azúcar de coco (bajo índice glucémico) y melaza de arroz.

- Los lácteos: en algunos casos, hay que evitarlos; en otros, disminuir su consumo. En este caso, conviene seleccionar las mejores opciones, como son los fermentados ricos en probióticos como el yogur y el kéfir, o quesos semicurados (mejor de cabra u oveja, por su tipo de alimentación, que de vaca).

- Consumir grasas de buena calidad. Hay que evitar las grasas saturadas, las grasas trans y los aceites refinados sometidos a altas temperaturas. Por ejemplo, si cocinamos con aceite y vemos que empieza a salir mucho humo, es mejor no usarlo. Utilizar aceites vírgenes y prensados en frío, grasas poliinsaturadas y moniinsaturadas. También hay que incluir el pescado azul pequeño, frutos secos, semillas, algas, etc.

- Evitar las harinas refinadas y consumir alimentos integrales, que contienen más nutrientes y fibra, tan importante para nuestro intestino.

- Sustituir la sal refinada por sal marina sin refinar o preparados con hierbas aromáticas o semillas. El consumo excesivo de sal (sobre todo la que proviene de los alimentos procesados) incrementa la excreción de calcio. La dosis recomendada es de 5 g/día.

- Optar por bebidas más saludables, sobre todo por el agua, que es muy recomendable tomar en ayunas y un ratito antes de las comidas.

Mientras comemos no es necesario beber si aportamos alimentos sin demasiada sal y ricos en agua como las verduras. Introducir bebidas vegetales o licuados verdes elaborados con frutas sin azúcares ni aditivos. Evitar el exceso de bebidas estimulantes como el café, el alcohol, algunas bebidas preparadas o incluso algunos tipos de tés.

- Aplicar el sentido común y evitar como primera opción alimentos procesados, con aditivos químicos y manipulados por la industria con pesticidas y transgénicos.

2. Consumir los alimentos y nutrientes que más benefician a nuestro organismo y a nuestro sistema digestivo:

- Elevar la ingesta de vitaminas, minerales y antioxidantes a través del consumo de frutas y verduras (equilibrando las crudas y las cocidas). También las semillas, frutos secos, germinados, algas, fermentados, grasas saludables, proteínas vegetales como las legumbres, cereales integrales y tubérculos.

- Tomar alimentos ricos en fibra soluble que pueblan de bacterias buenas la microbiota. Este tipo de fibra estimula su crecimiento y actividad (efecto prebiótico). Alimentos como las frutas, las verduras, los tubérculos, las legumbres y las semillas. Pero, cuidado con los alimentos enriquecidos en fibra; no son buenos para nuestras bacterias.

  - El superalimento de las bacterias buenas es el almidón resistente tipo 3, que proviene de los tubérculos en general (patata, yuka, etc.), las legumbres y los cereales, pero una vez cocinados y refrigerados a una temperatura de 4-6 °C. Es decir, al comerse, por ejemplo, las patatas frías se crea una nueva estructura que no podemos digerir y que pasa intacta hasta que se encuentra con las bacterias. El almidón resistente es ideal para fabricar ácidos grasos de cadena corta, en especial el butirato, y estimular el crecimiento de bacterias muco-nutritivas como *Faecalibacterium prausnitzii* y *Akkermansia muciniphila*. Algunos alimentos ricos en almidón resistente son: plátanos no del todo maduros (1 plátano mediano contiene 4,7 g), copos de avena crudos (¼ de taza contiene 4,4 g), guisantes ultracongelados cocinados (1 taza contiene 4 g), judías blancas cocinadas (½ taza contiene 3,7 g), lentejas cocinadas (½ taza aporta 2,5 g), fideos cocinados y fríos (1 taza contiene 1,9 g) o patatas cocidas y también frías (1 patata mediana contiene 0,6-0,8 g). La ingesta recomendada al día está entre los 5-10 g.

- Esté almidón resistente junto con el cinc y los probióticos estimulan la producción y el mantenimiento de la mucosa intestinal y la homeostasis (mecanismos de autorregulación de los seres vivos) de enterocitos (células del intestino). El cinc es un elemento esencial para la renovación celular y para reparar procesos inflamatorios. Los alimentos ricos en este mineral, según la cantidad de mayor a menor, son las ostras, el sésamo, los piñones, la soja, las almendras, las avellanas y el arroz integral.

- Consumir vitamina D, implicada en el mantenimiento de la función intestinal de la barrera. Es básica y solemos tener déficit. Los alimentos tienen bajas concentraciones y la fuente más importante es el sol. Es recomendable exponerse cada día a las radiaciones solares durante veinte minutos o tomar suplementos (sopesarlo antes con un análisis de sangre).

- Ácidos grasos omega-3: con función antiinflamatoria (pescados azules, mejor de tamaño pequeño, nueces, algas, cáñamo, semillas de lino o chía) y omega-6 (frutos secos, aceites vegetales y semillas). El organismo necesita estas grasas saludables para absorber correctamente las vitaminas y para mantener en buen estado las funciones vitales.

- Proteínas: en la introducción explicábamos la importancia de no perder masa muscular como garantía de antienvejecimiento. Esta forma parte de nuestros tejidos, los repara y mantiene. Tiene función enzimática, hormonal, transportadora, de reserva, homeostática y defensiva. La cantidad que tomar depende de la edad, el peso, el sexo y de las situaciones especiales. Se calcula que un adulto debe tomar entre 0,8 y 1,6 g de proteína por kilo de peso y día. Si sufrimos pérdida de tejidos, es mejor aumentar a 2,2 (g/día). Es importante repartirla en cinco tomas al día, que sea de buena calidad biológica, con todos sus aminoácidos esenciales. Las de origen vegetal: trigo sarraceno, quinoa, pistachos, semillas de girasol, soja, garbanzos, judías, y combinar el resto de las legumbres, más cereales, frutos secos y semillas.

- Algas: con 1 g al día es suficiente (una cucharada sopera de alga hidratada) para cubrir las necesidades de yodo y aprovechar todos sus nutrientes.

- Consumir cada día un puñado de frutos secos (nueces, almendras, pistachos, piñones…) y cuatro o cinco cucharadas de semillas (girasol, sésamo, calabaza, chía, amapola…).

- Ingerir aminoácidos esenciales, necesarios para nuestro intestino, que están presentes en productos animales, en algunas legumbres como soja o garbanzos, en seudocereales o en la combinación de legumbres con cereales, semillas o frutos secos.

3. Elegir el tipo de cocción más adecuado:

Hay que evitar las cocciones a altas temperaturas, sobre todo en carnes y pescados, porque se pueden volver tóxicos y potencialmente cancerígenos. Los ahumados como las carnes o los pescados contienen hidrocarburos aromáticos policíclicos. También en la oxidación de las grasas, como cuando se somete a los aceites a altas temperaturas. ¡Cuidado con la reutilización!

- La formación de los ácidos grasos trans, la margarina, cuando se la somete a temperaturas por encima de los 190 °C.

- Prescindir de frituras, ya que producen descargas biliares concentradas irritantes para nuestros intestinos.

- La mejor opción es la cocción al vapor y hacerla en el mínimo tiempo posible. También son muy recomendables los salteados con poco aceite, de oliva o de coco de calidad, y hacerlo en el menor tiempo posible.

- Cuando se someten los alimentos a altas temperaturas, se pierde parte de sus nutrientes, vitaminas como la C, B9 y B1, antioxidantes, minerales y enzimas. Todos indispensables para nuestra salud. Por ello, está bien tomar una parte de los alimentos en crudo; por ejemplo, una zanahoria, una ramita de apio, cebolla…

4. Y además, ten en cuenta…

- Tomar alimentos de la zona y de temporada: son los mejores para el consumo diario, ya que no pierden parte de sus vitaminas en el transporte. Para estar al día de la temporada de las frutas y verduras, hazte un calendario de tu zona o pregunta en tu tienda de confianza. Intenta que sean ecológicos, ya que los pesticidas irritan la mucosa intestinal.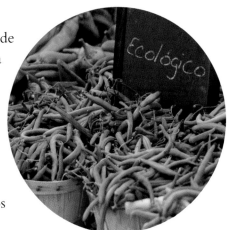

- No comer en exceso: las poblaciones más longevas tienen en común que su alimentación es frugal, sencilla y no muy abundante. Intenta comer relajado, ya que la relajación lleva consigo la estimulación de las funciones digestivas, necesaria para hacer bien la digestión y, por lo tanto, para la buena asimilación de los nutrientes.

- Practicar ejercicio físico: es igual de importante que nuestra alimentación para el sistema inmunológico. En las enfermedades autoinmunes, es recomendable el ejercicio de intensidad moderada.

- Evitar el estrés: no es un buen amigo de nuestra salud y, por supuesto, de nuestro sistema digestivo. ¡También es muy, muy importante para dormir bien! En el capítulo 7, «El botiquín en casa», hablaremos con más detalle de los suplementos más interesantes para cada situación, siempre bajo la recomendación de un especialista.

- Seguir algunas pautas dietéticas: tomar antes de comer o cenar una sopa de miso activa el sistema digestivo; consumir cada día arroz, quinoa, trigo sarraceno o mijo; condimentar los platos con cúrcuma, canela, jengibre, tomillo, comino, romero, hinojo, coriandro e incluso con ajo, pero bien cocinado; ponerse un trocito de ciruela umeboshi debajo de la lengua antes de las comidas; la fruta conviene tomarla entre horas y es más digestiva si se ha cocinado (compota de manzana). Reducir la ingesta de líquido en las comidas (tomarlo antes o después, ya que reduce la función digestiva).

Propiedades de los alimentos recomendados

VERDURAS

La medicina tradicional clasifica las verduras, entre otros criterios, por el color: verde para equilibrar el hígado y la vesícula biliar; amarillo para el estómago y el bazo-páncreas; blanco para el pulmón e intestino grueso.

Composición

Carotenoides: antioxidantes que retrasan el envejecimiento. La provitamina A es la responsable del color amarillo, anaranjado o rojizo de algunas hortalizas. Su ingesta tiene un efecto protector en la prevención del cáncer y en la oxidación del colesterol malo. Otros carotenoides sin actividad de la provitamina A son las xantofilas (luteína en hojas verdes o licopeno en el tomate).

Clorofila: se encuentra en los vegetales de hoja verde. Se parece mucho a la hemoglobina de la sangre; la diferencia está en que la hemoglobina tiene un átomo de hierro, y la clorofila, en cambio, lo tiene de magnesio. Entre las virtudes de esta molécula destacan su acción antibacteriana, antiinflamatoria del colon y cicatrizante de úlceras digestivas

Compuestos fenólicos. Antioxidantes: existen más de cuatro mil diferentes (flavonoles, catequinas, quercetinas, antocianinas, etc.). La antocianinas están en la remolacha o col lombarda. La quercetina en la cebolla, la col de Bruselas, la coliflor, los puerros, el tomate y el apio. Poseen acción antiinflamatoria y potencian las defensas del organismo.

Propiedades

Algunas crucíferas como la col, el brécol, la coliflor, las coles de Bruselas y los nabos contienen principios activos como índoles, clorofila, carotenoides, ditioltioles y glucosinolatos que fortalecen el sistema inmunológico y tienen la capacidad de eliminar el exceso de tóxicos. Además, la col contiene L-glutamina: un poderoso cicatrizante de úlceras digestivas. Las alcachofas y el cardo regulan la secreción biliar.

Uso

- Comprar verduras locales de temporada y mejor si son ecológicas.
- Prepararlas con cocciones más saludables: en invierno, hazlas al vapor o salteadas; en verano, si puedes, tómalas crudas.
- Las verduras deberían comerse cada día y varias veces.

ACEITE DE OLIVA

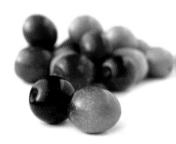

El cultivo del olivo empezó con la llegada de los fenicios a la península ibérica. El oro líquido conserva mejor sus propiedades nutritivas cuando se extrae en frío. Al calentarse, pierde parte de sus vitaminas, minerales e incluso se modifican sus grasas.

Composición

- Grasas moniinsaturadas: el 60% de ácido oleico produce un perfil metabólico más favorable, reduciendo el colesterol malo y los triglicéridos. Su consumo está asociado a un menor riesgo de enfermedad coronaria.
- Antioxidantes (fitoesteroles, vitamina E y polifenoles): sus compuestos fenólicos tienen la capacidad de mejorar el perfil lipídico, la resistencia a la insulina, la función endotelial, así como de reducir la oxidación lipídica y del ADN, la función trombótica y la inflamación. Las variedades cornicabra o picual tienen un altísimo contenido de compuestos fenólicos.

Propiedades

- Es antioxidante
- Es la grasa mejor tolerada, mejora el reflujo esofágico, protege la mucosa del estómago al disminuir la secreción del jugo gástrico y favorece la cicatrización, con lo que ayuda a reducir el tamaño de las úlceras.
- Evita el estreñimiento y ayuda a la producción de la bilis.

Uso

- Comprar aceite de oliva virgen extraído en primera presión en frío y con una acidez menor a 0,8°.

- Consumirlo siempre que se pueda en crudo: en ensaladas, sobre tostadas de pan, en cremas o purés...

- No reutilizar el aceite más de dos veces; a temperaturas elevadas se oxida y genera compuestos que son tóxicos para el organismo e incluso podrían dañar células y tejidos. Lo ideal es añadirlo al final de la preparación de un plato o alimento. Por ejemplo, en una crema de verduras agregarlo una vez servida.

ACEITE DE COCO

El de producción ecológica, que se obtiene a partir de la primera presión a baja temperatura, mantiene todos sus nutrientes y propiedades.

Composición

- Contiene ácidos grasos de cadena corta y ácido láurico, en un 60%. Este también se encuentra en la leche materna.

- Es rico en una gran variedad de ácidos fenólicos antioxidantes. Los antioxidantes protegen al organismo contra el ataque de los radicales libres.

Propiedades

- Cuando el aceite de coco se digiere, se forma un monoglicérido llamado monolaurina. Tanto este como el ácido láurico tienen propiedades antimicrobianas.

- De acción antifúngica, especialmente demostrada contra la cándida, en concreto en infecciones vaginales. En estos casos, es recomendable tomar una cucharada diaria en ayunas o antes de ir a dormir.

- Reduce los triglicéridos y LDL colesterol malo y aumenta el HDL, colesterol bueno.

- Una vez digeridas las grasas, pasan directamente a la sangre y llegan a los tejidos, donde se transforman en energía, y las células las pueden utilizar sin que se almacenen en forma de grasa.

- Rico en ácidos fenólicos antioxidantes: protegen al organismo contra el ataque de los radicales libres y de las consecuencias negativas que comporta un envejecimiento prematuro, efecto cancerígeno, enfermedades cardiovasculares y degenerativas.

- Sus compuestos antioxidantes le confieren propiedades antiinflamatorias y analgésicas, entre otras.

Uso

- Guardarlo fuera de la nevera como cualquier otro tipo de aceite, siempre y cuando la temperatura exterior no supere los 25°. En este caso, conviene mantenerlo en el frigorífico. En invierno tendrá una textura sólida y en verano, líquida, pero en ninguno de los dos casos afecta a su calidad.

- Tiene una tolerancia más elevada a la cocción a altas temperaturas que el aceite de oliva. El problema es que es mucho más caro; si hay que utilizar grandes cantidades, será más rentable emplear el de oliva. En caso de necesitar pequeñas cantidades, el de coco puede ser nuestra elección como una fuente de grasa saludable. Por ejemplo, al hacer unas crepes, un pescado o pechugas de pollo a la plancha, podemos añadir una pequeña cantidad de aceite de coco como sustituto de la mantequilla o del aceite.

- Al cocinarlo con verduras, hay pruebas de que aumenta la capacidad de absorción de vitaminas como los carotenoides. Se puede añadir a una crema o a un salteado de verdura, o incluso a un aderezo para aliñar una ensalada. En este caso, podemos agregar, por ejemplo, la mitad de oliva y la otra mitad de coco. Le dará un sabor especial y diferente.

HARINA DE COCO

Se elabora con la pulpa de coco recién recolectada. Primero se retira el exceso de grasa y después se deseca por debajo de los 40°. Se muele muy fina para obtener la textura de harina.

Composición

- No contiene colesterol, pero cabe mencionar que un 52% son ácidos grasos saturados de cadena media, 4,1% de moniinsaturados y un 1% de poliinsaturados.
- Contiene un 22% de hidratos de carbono, de los cuales un 19,7% son azúcares de bajo índice glucémico, y 14% de fibra.
- El 6% son proteínas. Tiene la misma proporción que la harina de trigo, pero con la gran diferencia de que la de coco es cien por cien libre de gluten.
- Además contiene: potasio, cinc, magnesio, hierro, calcio y trazas de vitaminas del grupo B

Propiedades

- Tiene un efecto prebiótico por su contenido en fibra, que ayuda a regular el tránsito intestinal.

Uso

- Es una buena sustituta de la harina de trigo para elaborar pan, pizzas o bizcochos. También se puede emplear para enharinar carnes o pescados. Al hornearla es mejor utilizar entre una tercera y una cuarta parte de la cantidad de harina de coco respecto a la receta original de harina normal, porque es muy absorbente.
- Incorporarla a los batidos para incrementar el valor calórico en la ingesta diaria, sobre todo, si lo van a tomar personas mayores, niños en edad de crecimiento o adolescentes en época de estudio.
- Usarla para espesar salsas.

PESCADO AZUL

Composición

- Aporta cuatro veces más omega-3 (EPA y DHA) que el blanco.
- Las sardinas y el resto de los pescados azules tienen más grasa saludable los meses de verano.
- También es rico en minerales como fósforo y yodo.

Propiedades

Su grasa tiene efectos antiinflamatorios muy beneficiosos para tratar enfermedades autoinmunes, ya que reducen la absorción de unas sustancias llamadas prostaglandinas inflamatorias.

Uso

- Comprar pescado azul de tamaño pequeño (sardinas, anchoas, arenque…), ya que acumulan menos metales pesados como el mercurio.
- Si se toma junto con algas, según la cultura asiática, favorece la digestión y evita la absorción de los metales pesados u otras toxinas.
- Evitar freírlo, pero, si se hace, usar aceite de oliva virgen.
- Rebozarlo con harinas especiales sin gluten: la de garbanzo le da un buen sabor y un extra de proteína. También combina bien con la de trigo sarraceno.

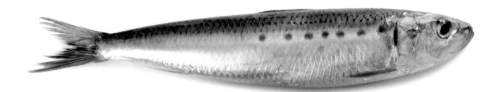

GERMINADOS

Composición

- Son una buena fuente de vitaminas y minerales, que estimulan la digestión, aportan una buena cantidad de antioxidantes (vitamina C, betacarotenos, etc.) y tienen muy pocas calorías.

- Alfalfa: de sabor y textura fina, contiene proteínas, grasas poliinsaturadas, fibra, vitamina A, C, E y del grupo B (B1, B2 y B6).

- Las judías azukis: contienen casi todos los aminoácidos esenciales, hierro y vitamina C.

- Brócoli: de la familia de la col, contiene sustancias azufradas útiles para prevenir el cáncer. Es muy digestivo y proporciona una buena cantidad de calcio, potasio y magnesio.

- Las lentejas son también muy digestivas, con altos niveles de calcio, vitamina A, C, E y del grupo B. Ayudan a regular el nivel de azúcar en sangre y reducen el colesterol.

Propiedades

- Su proteína se transforma en aminoácidos. Por ello son más fáciles de digerir, no causan flatulencias ni problemas intestinales.

- Transforman el almidón en glucosa, son más fáciles de digerir y se aprovecha mejor su energía.

- Aumentan las enzimas, sustancias que facilitan la digestión de los alimentos. En los germinados, su contenido crece hasta cien veces respecto a otras plantas o la semilla originaria.

- Tienen una fuerte acción depurativa, revitalizante y regenerativa sobre el organismo. En la medicina tradicional china, se usan en primavera para depurar el hígado y ayudar a eliminar toxinas. Además, combaten la anemia y reducen la presión sanguínea.

¿Cómo germinar semillas?

- Pon las semillas sin pelar en un vaso con el doble de su volumen de agua fría.

- Colócalo en un lugar a la sombra, a temperatura ambiente doce horas.

- Escurre el agua y lava las semillas. Luego, ponlas en un recipiente.

- Cúbrelo con papel film y hazle pequeños agujeros para que los brotes respiren. Vuelve a colocarlo en una zona lejos de la luz natural hasta que crezcan las primeras hojas. Retira los brotes del recipiente, límpialos, elimina la piel y déjalos en un tazón con agua fría.

- Quita el agua y guarda los brotes en un bote pequeño en la nevera.

¿Y trigo sarraceno o arroz integral sin gluten?

- Deja un vaso del cereal elegido cubierto con agua templada doce horas.

- Escúrrelo entonces y mantenlo dentro de un recipiente tapado con una gasa.

- Lávalo una vez al día con agua templada y déjalo escurrir (al darle la vuelta al recipiente, la gasita impide que los granos se caigan).

- Cuando tenga unos tres milímetros, estará listo (puede tardar dos o tres días).

- Es importante que no tenga ni mucha humedad (se pudre), ni sequedad (no germina), ni frío.

LOS FERMENTADOS Y SU ACCIÓN SOBRE EL SISTEMA DIGESTIVO

- Aportan enzimas y vitaminas que ayudan a una mejor asimilación de los alimentos.

- Suministran bacterias para repoblar la flora del intestino grueso (son probióticos).

- Producen moléculas de fácil asimilación. Por ejemplo, en el miso y el shoyu, las proteínas de la soja de difícil asimilación son convertidas en aminoácidos (moléculas más sencillas), y la lactosa se transforma en ácido láctico en el yogur. Con algunos fermentados hay que ir con precaución como los que tienen alcohol (el vino) o los que tienen sal (el miso, shoyu o pickles). De todos los fermentados, el más útil en el proceso digestivo es el miso. Las cepas de *Aspergillus oryzae* y *Aspergillus hatcho* que realizan la fermentación producen una gran cantidad de enzimas: amilasas (que transforman el almidón en azúcares simples), proteasas (que convierten las proteínas en aminoácidos) y lipasas (que descomponen las grasas en ácidos grasos).

MISO

Se puede elaborar con trigo u otros cereales con gluten, como en el caso del mugi miso que contiene cebada.

Variedades

- Hatcho miso. Se presenta en forma de pasta, obtenida por la fermentación de la soja pura. Durante este proceso se desarrollan amilasas, proteasas y lipasas que confieren la propiedad de ayudar a digerir los alimentos. Además, es un excelente remedio para recomponer la flora intestinal. Es un potente remineralizante y depurativo de la sangre. En Japón, el miso solía estar reservado a la aristocracia y a los samuráis, pues se consideraba un alimento divino. Lo más recomendable es consumirlo tal cual: sin pasteurizar y sin hervir, disuelto en caldo vegetal. Este tipo de miso es el más terapéutico.

- Genmai miso o miso (fermentado de soja con sal y semilla de koji) con arroz integral. Tiene un sabor dulce y un color más claro que el hatcho miso. Hay que disolver una cucharadita de esta pasta con agua muy caliente o añadirla a un caldo, una sopa o una crema de verduras o de legumbres. También se puede encontrar en sobres preparados, listos para consumir, mezclado con algas y tofu.

- Shiro miso o miso blanco, por su color y su corta fermentación. Como el anterior se compone de soja y arroz, pero, en este caso, el arroz no es integral. Su sabor es dulce y su textura es suave. Es perfecto para elaborar aderezos o para macerar pescado.

Uso

- Es mejor no cocinarlo con agua muy caliente o hirviendo, ya que se destruyen parte de sus nutrientes y sus valiosas enzimas. Añádelo al final de las cocciones o dilúyelo antes con agua o caldo templado.
- Comprar siempre miso no pasteurizado, para que no pierda parte de sus propiedades.

CHUCRUT

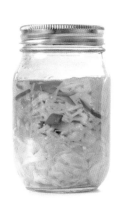

Es la col fermentada. Se consigue en un medio anaerobio (sin oxígeno) añadiendo un poquito de sal marina sin refinar. El resultado es la producción del ácido láctico muy recomendable para nuestros intestinos y para el desarrollo de una bacteria buena como el *Lactobacillus acidophyllus*, beneficiosa para nuestra flora bacteriana. También aporta una gran cantidad de enzimas y de vitaminas del grupo B.

Uso

Combinarlo en ensalada, acompañado de patatas hervidas, y en hamburguesas vegetales. Lo ideal es tomarlo en pequeñas cantidades: una cucharada al día es suficiente para los adultos, y una de postre para los niños.

PICKLES

Conocidos también como encurtidos, son verduras prensadas con sal marina sin refinar y a veces mezcladas con tamari, miso u otros ingredientes. Al igual que la col fermentada, así aumenta su contenido enzimático y vitamínico.

Aporta ácido láctico que es ideal para el óptimo desarrollo del *Lactobacillus acidophyllus*, además de preparar la vesícula y el hígado para la digestión de las grasas, ya que estimula la secreción biliar. Tiene efecto desintoxicante y un alto valor nutritivo.

Uso

Se pueden tomar antes o después de las comidas para facilitar la digestión, nutrir nuestro intestino y reforzar el sistema inmunológico. Basta con tomar uno o dos cucharaditas al día.

ALGAS MARINAS

Son remineralizantes, estimulantes del organismo; regulan y equilibran los riñones y la circulación sanguínea, y ayudan a eliminar líquidos. Son una buena fuente de minerales y oligoelementos. También aportan vitaminas, potentes antioxidantes, aminoácidos y enzimas. Además tienen una serie de componentes (alginatos) que ayudan a eliminar los metales pesados. Tienen mucho yodo (estimulan la glándula tiroides y aportan entre ocho y diez veces más calcio que la leche), excepto la espirulina y la clorella. Su mejor propiedad es la de regular y purificar el sistema sanguíneo, ya que alcalinizan la sangre y ayudan a eliminar compuestos tóxicos y residuos radiactivos.

ALGA KOMBU

Es versátil, rica en mucílagos y desinflama los intestinos (aunque es mejor evitarla si se tienen problemas con la glándula tiroides). Proporciona yodo, hierro y proteínas.

Uso

- Es mejor hidratarla un tiempo, ya que necesita una cocción larga, unos quince o veinte minutos. Ideal para agregar a caldos, lentejas y cremas de verduras.
- Junto con la wakame son las que tienen mejor capacidad para atrapar minerales pesados porque son ricas en alginatos. Es ideal consumir el atún o el salmón con algas para reducir su carga de mercurio.

ALGA WAKAME

Rica en calcio y yodo. Mejora la calidad del cabello y la piel.

Uso

No hace falta cocinarla, basta dejarla unos minutos en remojo. Es ideal en purés.

DULSE

Es rica en provitamina A, vitamina C, hierro y proteínas.

ESPAGUETI DE MAR

Destaca por su contenido en hierro, vitamina K y C, y yodo.

Uso

Rebozarlo con harina de trigo sarraceno y freírlo con aceite de oliva.

COCHAYUYO

Contiene yodo, aunque menos que el resto, pero destaca por su contenido en n-acetil-cisteína, sustancia azufrada con gran poder antioxidante que proporciona un marco favorable para un confort respiratorio.

ESPIRULINA

Contiene gran cantidad de proteína, un cincuenta y siete por ciento en seco, incluye todos los aminoácidos esenciales y un seis por ciento de lípidos, principalmente omega-3. Tiene elevadas concentraciones de antioxidantes como la provitamina A y minerales como cinc, hierro y magnesio. A diferencia del resto de las algas, la espirulina no aporta yodo.

CLORELLA

Alga unicelular con un cuarenta y cinco por ciento de proteínas y minerales como el hierro y el calcio. Tampoco contiene yodo y está considerada como un alga depurativa del organismo.

NORI

Es rica en proteínas y provitamina A.

Uso

- Tostarla en una sartén con cuidado para que no se queme. Dejarla enfriar, trocearla y guardarla en un bote de cristal.
- Para aderezar platos, como sustituto de la sal.

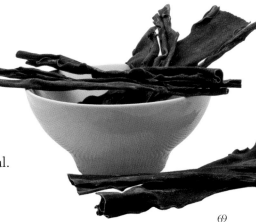

AGAR-AGAR

Contiene fibra soluble, sustrato de nuestra microbiota, y es regulador del tránsito intestinal. Tiene un bajo índice glucémico y poco yodo, por lo que es ideal para niños. Se recomienda no sobrepasar la dosis adecuada al día: una cucharada de alga deshidratada para los adultos y una cucharadita para los niños, a partir de tres años; para los bebés, a partir de los seis meses, basta con media cucharadita de alga cocinada.

Se utiliza como espesante y para elaborar postres como gelatinas, flanes... Tiene un alto poder gelificante, mucho más elevado que la gelatina normal. Otra de sus ventajas es que no tiene ni sabor ni color.

HONGOS MEDICINALES: SHITAKE, MAITAKE Y REISHI

Aunque, hasta hace unos años, las propiedades de los hongos se desconocían en Occidente, la gastronomía y la farmacopea de la medicina tradicional china se han servido, durante siglos, de estos alimentos como remedios para prevenir o tratar distintas enfermedades, para proteger el sistema cardiovascular, potenciar el sistema inmunitario, con fuerte poder antioxidante, para mejorar los procesos alérgicos, etc.

El shitake, el maitake y el reishi tienen su valor terapéutico en sus principios activos, los β-glucanos. El reishi, además, tiene un papel protagonista con acción antioxidante.

Composición

- Son ricos en proteínas que los convierten en la «carne» del bosque.

- Prácticamente no contienen azúcares simples y tienen un bajo índice glucémico. Tienen hidratos de carbono complejos y fibra, indispensables para la salud de la microbiota intestinal.

- Aportan hierro, selenio, magnesio, germanio, cinc, potasio, cobre, manganeso, vitamina C, ergosterol (precursor de la vitamina D, con acción antiviral), provitamina A y vitaminas del grupo B. Y, sobre todo, una gran variedad de enzimas.

FRUTOS SECOS

- Destacan por su contenido en proteínas, grasas saludables (oleico y linoleico), minerales como el calcio o magnesio, y vitaminas como las del grupo B y la E. Gracias a su contenido en fibra, tienen un efecto saciante y también ayudan a que la absorción de los carbohidratos sea más lenta.

- Contienen antioxidantes (polifenoles) que protegen las membranas celulares de los radicales libres. Sus grasas insaturadas ayudan a regular los niveles de triglicéridos y colesterol.

- Es recomendable tomar cada día una pequeña cantidad de frutos secos (la que nos quepa en el puño cerrado).

ALMENDRAS

- Son imprescindibles en una dieta sana y equilibrada.

- Son ricas en proteínas, 19 g en 100 g. Contienen arginina, aminoácido esencial en las etapas de crecimiento.

- Contienen un 10% de fibra soluble, para estimular los movimientos intestinales, dar sensación de saciedad y favorecer el crecimiento de flora bacteriana saludable.

- El 50% es grasa saludable, sobre todo ácido oleico. Regula el colesterol y los triglicéridos.

- Buena fuente de calcio (tienen la misma cantidad que un vaso de leche) y magnesio, que ayuda a los huesos y evita los calambres.

- Aportan vitamina E, un antioxidante muy potente que nos protege de los radicales libres y con efecto antienvejeci-miento.

- Idea de consumo: con la harina de almendra se puede elaborar pan sin gluten y postres. El aceite de almendra se puede aromatizar con hierbas y usarlo para condimentar una crema de calabaza.

AVELLANAS

- Según la tradición irlandesa, son un símbolo de sabiduría, de manera que transmiten esta propiedad a las personas que las consumen.

- Contienen mucha vitamina E, antioxidante por excelencia, que previene el envejecimiento y favorece el buen estado de las arterias, del corazón y de la piel.

- Su contenido en grasas son omega-9 o ácido oleico (45%), seguido por un 8% de omega-6

- Muy ricas en magnesio, mineral que interviene en la relajación de los músculos.

- Idea de consumo: crema de avellanas tostadas con chocolate negro, dátiles y aceite de coco.

NUECES

- Es el fruto seco más equilibrado en cuanto a grasas saludables. El 62% de su peso es grasa. Contiene sobre todo ácidos grasos omega-3, un 13% del total de las grasas. Tiene un efecto antiinflamatorio y protector para las enfermedades cardiovasculares. Es muy recomendable para los deportistas y para los vegetarianos como fuente de omega-3.

- Aportan sustancias antioxidantes, como la vitamina E.

- Destaca su contenido en vitamina B6, que ayuda al buen estado del sistema inmunitario y nervioso. También en la creación de la hemoglobina en sangre.

- De los minerales más importantes contiene manganeso (interviene en la formación de proteínas y ácidos grasos) y cinc (esencial para los sistemas de renovación celular y reparación sobre todo ante inflamaciones).

- Idea de consumo: pesto de nueces tostadas con albahaca, perejil, un poco de tomillo, aceite de oliva y una cucharadita de umeboshi como sustituto de la sal.

CASTAÑAS

- Su composición es similar a la de los cereales. Básicamente, la mitad es agua; la otra mitad, carbohidratos de absorción lenta.
- Según la medicina tradicional china, nutre el estómago y fortalece el bazo y los riñones.
- Idea de consumo: crema de castañas. Tostarlas y triturarlas con dátiles y cacao puro. Perfecta para comer con crepes de trigo sarraceno. La harina de castaña se puede usar para elaborar postres.

NUEZ DE BRASIL

- Destaca su alto contenido en selenio, antioxidante por excelencia, que ayuda a prevenir el daño celular y a fortalecer el sistema inmunológico.
- Es recomendable tomar cada día 2-3 unidades. Añádelas, por ejemplo, a macedonias de frutas o a yogures de leche de cabra o kéfir.

PISTACHOS

- Contienen un 20% de proteínas vegetales.
- Aportan un 10% de fibra soluble, ideal para la flora bacteriana.
- Idea de consumo: triturar los pistachos con otros frutos secos y hierbas aromáticas, y usarlo como sustituto de la sal.

PIÑONES

- Son ricos en omega-3 y omega-6.
- Funcionan como reguladores hormonales y del crecimiento.
- Contienen un 24% de proteínas y un 50% de grasas saludables, tanto monoinsaturadas y poliinsaturadas.
- Tienen en su composición una cantidad significativa de vitamina B1 y de minerales como el fósforo, el magnesio y el potasio, y es una fuente excelente de hierro: 9,3 mg / 100 g.
- Idea de consumo: tostar los piñones y añadir una cucharadita a las ensaladas. Es muy recomendable para los niños.

Pautas para aprovechar los nutrientes de los frutos secos y digerirlos mejor

- Dejar la fruta seca en remojo toda la noche; lo ideal es que el agua esté calentita y que sea embotellada de bajo residuo seco.

- Añadir el zumo de medio limón cada 500 g de frutos secos.

- Al día siguiente, tirar el agua y lavar bien bajo el grifo.

- Elaborar bebidas vegetales añadiendo el doble volumen de agua según la cantidad de frutos secos. Otra opción: tostarlos en el horno a 180° durante diez o quince minutos.

Los antinutrientes que contienen evitan que se puedan asimilar todas sus proteínas, grasas, vitaminas y minerales. El fruto seco, al absorber el agua, liberará unas enzimas que ayudarán a la absorción de los nutrientes; así, los antinutrientes se quedarán en el agua y, por tanto, los frutos secos serán más fáciles de digerir.

Estos antinutrientes son:

- Los oxalatos: conocidos por quienes han padecido cálculos renales. Son los ladrones del calcio y del hierro.

- Ácido fítico: hay estudios epidemológicos que hablan de sus efectos beneficiosos frente a enfermedades como la diabetes o las cardiovasculares. Roban el hierro, calcio, cinc y manganeso.

- Taninos: se encuentran en la piel. También los contiene el vino. Se les atribuye propiedades antioxidantes, pero también disminuyen la digestibilidad de las proteínas como las tripsinas, que sería otro antinutriente. Quizás este podría ser el motivo por el cual los frutos secos a veces son difíciles de digerir.

Se recomienda consumir frutos secos de forma moderada, pero a diario: un puñado al día es una cantidad adecuada. Es un buen sustituto de muchas meriendas o de la bollería industrial para niños en edad de crecimiento. Una merienda perfecta sería un plátano con un puñado de almendras o un batido de bebida de almendras casera con frutos rojos y chocolate puro en polvo.

SEMILLAS

En general, aportan nutrientes muy interesantes como:

- Grasas poliinsaturadas, esenciales para nuestro organismo, como los omega-3, 6 y 9. Destacan las semillas de chía y lino con un alto contenido en omega-3. El resto: calabaza, girasol y sésamo tienen más omega-6 y 9. Son ácidos grasos que se oxidan con facilidad; hay que conservarlos lejos de la luz solar y de las altas temperaturas. Cuando se oxidan, pierden sus propiedades.

- Las semillas de lino, girasol y sésamo son ricas en lecitina. Esta proporciona elasticidad a las membranas celulares y posibilita la entrada de nutrientes en la célula.

- Tienen aminoácidos; algunas, como el cáñamo, tienen todos los esenciales. El resto, combinadas con legumbres, forman una proteína completa.

- Las vitaminas destacables son las del grupo B y la E.

- Los minerales más importantes son el calcio, el magnesio, el silicio, el cinc, el hierro y el cobre.

- Ricas en fibra: fundamental para la flora intestinal.

SÉSAMO

- Un reciente estudio ha demostrado que cocinar con aceite de sésamo ayuda a controlar la hipertensión arterial.

- Ejerce una acción suavizante sobre la mucosa digestiva y previene el estreñimiento.

- Son una buena fuente de calcio: 20 g aportan 195 mg de calcio.

- También contiene magnesio, vitaminas del grupo B, lecitina y triptófano, reconstituyente muscular y nervioso.

- El sésamo negro contiene más hierro que el dorado y es mejor no tostarlo.

- Con el sésamo podemos elaborar: sal de sésamo, moliendo sal marina y sésamo; tahína, que es una crema de sésamo que se obtiene triturando sésamo con agua.

Es importante comprar el aceite de sésamo siempre de primera presión en frío y no cocinarlo, ya que pierde sus propiedades. Este aceite y el de coco en proporciones iguales resulta muy recomendable para mejorar la salud bucal (con origen en la medicina ayurveda).

LINO

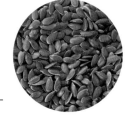

- Se cultiva desde hace miles de años.
- Propiedades: es regulador del intestino por su contenido de fibra insoluble. Contiene omega-3 con propiedades antiinflamatorias.
- La científica alemana Johanna Budwig, nominada siete veces al Premio Nobel, habla de la combinación esencial de nutrientes del lino para prevenir y curar al cáncer. Es mejor tomarlo en crudo, ya que al calentarse pierde sus propiedades.
- Existen dos variedades: dorado y marrón.

CALABAZA

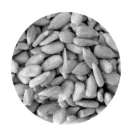

- Se usan desde la antigüedad por sus propiedades medicinales. Se empezaron a consumir antes las semillas que la pulpa.
- Propiedades: contiene triptófano, aminoácido esencial por su efecto tranquilizante y calmante del sistema nervioso. Además es impulsor de la serotonina, hormona de la felicidad. También contiene cinc, magnesio, betacaroteno y vitamina E.
- Un buen remedio para los parásitos intestinales es moler ajo, semillas de papaya y de calabaza.

GIRASOL

- Propiedades: contienen ácidos grasos omega-6, vitamina E y B1
- El aceite de girasol no es el más recomendable para cocinar, pues es muy inestable.

CHÍA

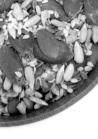

- En la época precolombina fue uno de los alimentos básicos de aztecas y mayas. Era una fuente de energía indispensable para afrontar travesías prolongadas.
- Propiedades: contiene omega-3, antioxidantes y aporta mayor proporción de proteína que el resto de las semillas.
- Contiene gran cantidad de calcio, potasio y hierro.
- Va bien añadirlas a los licuados, pues facilitan la digestión, mejoran el tránsito intestinal y aportan energía.

CÁÑAMO

- Fuente valiosa de proteína vegetal, aporta un 49% con todos los aminoácidos esenciales.
- Contienen ácidos grasos omega-3 y omega-6.
- Destacan su contenido en hierro y magnesio.
- Están especialmente indicadas para deportistas, vegetarianos y veganos.

¿Cómo conservar y cocinar las semillas para mantener todos sus nutrientes?

- Dejarlas en remojo toda la noche; al día siguiente, tostarlas en una sartén sin aceite, con un poco de agua si es necesario, a fuego lento e ir removiendo, unos dos minutos como máximo.
- Guardar en un bote de cristal y fuera de la exposición de la luz, ya que se pueden oxidar y perder sus nutrientes.
- Si se comen directamente, ayudan al tránsito intestinal. También podemos molerlas para romper su caparazón y aprovechar mejor los nutrientes. Son muy recomendables en caso de inflamación intestinal, para evitar la irritación.

Ejemplo de una dieta equilibrada

En el desayuno, se puede elegir entre:

- Porridge de avena (sin gluten) con semillas y fruta seca.

- Tostadas de pan integral sin gluten con ghee y acompañado de un licuado prensado en frío de remolacha, zanahoria, manzana, raíz de cúrcuma, raíz de jengibre y limón.

- Tortitas de trigo sarraceno con aceite de oliva virgen, aguacate y anchoas, aceite de coco virgen o mermelada natural (endulzada con zumo de fruta).

- Batido casero de bebida de almendra con una cucharada de cacao puro, canela en polvo, una cucharada de aceite de coco (opcional), un dátil (opcional), una cucharada de proteína de cáñamo, una cucharada de espirulina o clorella. Pan de trigo sarraceno y huevos revueltos con setas y perejil.

En la comida:

- Un plato de verdura cocida (judías verdes, brócoli, coliflor, nabo, rabanitos, calabacín, alcachofa, remolacha, zanahoria, pimiento, berenjena, cebolla, ajo, puerro, apio, acelga, espinacas), o bien, una ensalada (escarola, endivia, cogollos, rabanitos, zanahoria, pepino, germinados, chucrut).

- A elegir:
  - Legumbres (3 veces/semana): en forma de potaje con verduras.
  - Carne (2 veces/semana), siempre de buena calidad. Opcional: acompañar con un poco de pan o arroz integral.
  - Quinoa, trigo sarraceno, mijo o arroz integral (2 días/semana). Se puede acompañar con una pequeña cantidad de proteína (huevo, humus, jamón serrano de calidad, atún, etc.).

Para la merienda y/o media mañana:

- Fruta de temporada con una infusión sin teína o cafeína.

- Un puñado de frutos secos o semillas (es la mejor opción).

- Un bocadillo de pan integral sin gluten con atún, jamón de buena calidad o queso de cabra u oveja.

En la cena:

- Un plato de verdura cocida (judías verdes, brócoli, coliflor, nabo, rabanitos, calabacín, alcachofa, remolacha, zanahoria, pimiento, berenjena, cebolla, ajo, puerro, apio, acelga, espinacas), o bien una ensalada de escarola, endivia, cogollos, rabanitos, etc.
- A elegir:
  - Huevo (2 veces/semana): en total se pueden tomar 3 o 4 huevos por semana (de buena calidad).
  - Pescado (3-4 veces/semana). Lo ideal: pescado azul pequeño (unas 2-3 raciones/semana, 140 g): anchoas, sardinas, etc.
  - Pescado blanco o marisco 1-2 raciones/semana: bacalao, rape, gallo, sepia, calamar, pulpo (120-150 g/día) y marisco (50-100 g/semana) Opcional: acompañar con una pequeña cantidad de cereal integral.
  - Proteína vegetal: tofu, legumbres.

En las comidas es importante consumir a diario:

- Semillas (sésamo, girasol o calabaza).
- Introducir algas marinas en algunas preparaciones; siempre en pequeñas cantidades (unos 3 g al día, peso seco).
- Es muy interesante utilizar agua de mar para cocinar, como sustituto de la sal.
- Usar aceite de oliva virgen para cocinar. Para aliñar se puede utilizar el mismo aceite u otros como el de almendra o el de lino virgen.

En caso de dietas veganas, se deben sustituir los alimentos de origen animal por más cantidad de legumbre (incluido tempeh, humus), frutos secos, semillas y germinados. Incluir espirulina, polen, proteína de cáñamo, proteína de arroz, proteína de guisante… Valorar suplementación de vitamina B12, aceite de lino (una cucharadita) o semillas de lino o de chía trituradas (una cucharada).

La proteína debería estar presente en las 4-5 comidas del día.

ALIMENTOS DESACONSEJADOS Y SUS ALTERNATIVAS

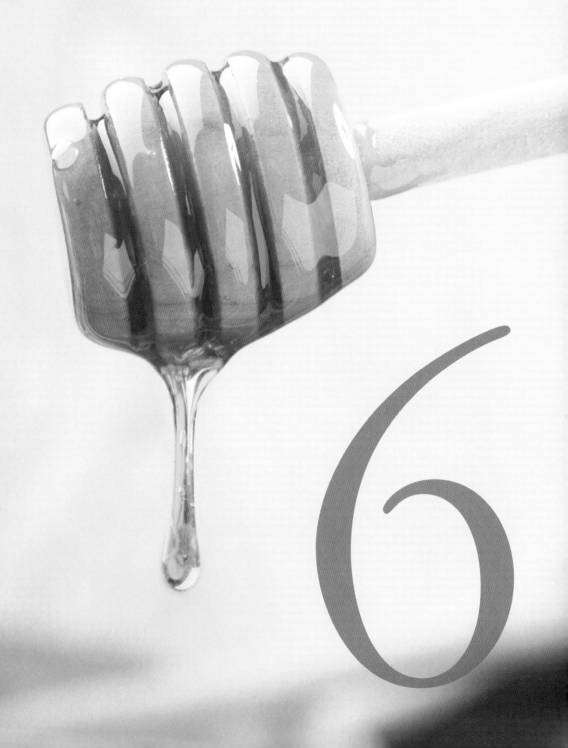

6

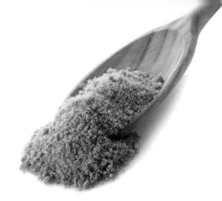

Endulzantes

Entre todos los que encontramos en el mercado: azúcar blanco, integral, moreno, azúcar de rapadura, de panela, de coco, miel… ¿cuáles son los más saludables? Sin duda, los más naturales como: calabaza, zanahoria, brócoli, cereales integrales, fruta entera, dátiles, orejones; como segunda opción: miel cruda, estevia en hojas (no extracto) o incluso azúcar de rapadura o de coco.

AZÚCAR BLANCO

Se extrae de la remolacha azucarera o de la caña de azúcar. Es un producto refinado que solo contiene una molécula llamada sacarosa y que encontramos en muchos alimentos preparados: galletas, helados, cereales, conservas… Más de la mitad de los cereales inflados para desayunos contienen entre un 25% y un 70% de azúcar. Una lata de leguminosas (garbanzos o lentejas) contiene casi un 20%. Si anotáramos cuánto azúcar consumimos en una semana, seguro que nos sorprenderíamos.

El consumo de azúcar en España se ha multiplicado por trece en los últimos treinta años. Con él se ha elevado el riesgo de padecer enfermedades:

- Cardiovasculares: si consumimos más de lo que podemos quemar, se convierte en grasa. Eleva los triglicéridos en sangre (relacionado con la hipertensión), aumenta las reacciones oxidativas y además estimula el desarrollo de la insulino-resistencia y el agotamiento del páncreas.

- Altera la flora del intestino y perjudica el tránsito intestinal y el sistema inmunitario.

- Favorece la proliferación de cándidas y parásitos. Si sufres infecciones de manera repetitiva, no tomes nada que tenga azúcar.

- Aumenta el riesgo de cáncer: en el estudio EPIC (sobre dieta, cáncer y salud en toda Europa), tras un seguimiento de más de trescientas mil mujeres durante más de once años, se descubrió una relación significativa entre los alimentos de alta carga glucémica y casos de cáncer de mama en mujeres posmenopáusicas.

- Eleva los niveles de estrógenos: su exceso es el responsable del síndrome premenstrual de las mujeres. Además, eleva el riesgo de padecer cáncer de mama y de endometrio.

- Aumenta el riesgo de osteoporosis: varios estudios muestran que el consumo de azúcar (especialmente de bebidas azucaradas) reduce la densidad ósea e incrementa el riesgo de fracturas. El consumo de azúcar eleva los niveles de cortisol, que deteriora la calidad ósea.

- Alteraciones en el sistema nervioso: el azúcar es absorbido rápidamente por el intestino delgado, lo cual provoca una brusca hiperglucemia, que conduce a un estado de excitación física y psíquica. Posteriormente desencadena una reacción de hipoglucemia que va acompañada de depresión mental, cansancio físico (desfallecimientos matinales y a mediodía) e incita a tomar estimulantes, que causarán de nuevo otra hiperglucemia a la que seguirá, horas más tarde, una hipoglucemia.

¿Qué alternativas existen al uso del azúcar?

Las menos recomendables

EDULCORANTES SINTÉTICOS (aspartamo, ciclamato, sacarina, acesulfamo K): se encuentran en productos como los desnatados o bajos en calorías.

Ninguno ha demostrado seguridad a largo plazo, por lo que se deberían consumir con precaución. Hay sospechas de que algunos, como la sacarina, provocan resistencia a la insulina a través de la modificación de la microbiota intestinal. Las personas con sistema digestivo e intestinal delicado no deberían tomarlo porque pueden alterar el tránsito y provocar gases.

DERIVADOS HIDROGENADOS DE AZÚCARES (sorbitol, xilitol, eritritol...): aunque se encuentran en algunos frutos, los que se utilizan en la industria se elaboran de forma sintética. Pueden producir irritaciones intestinales.

El xilitol se encuentra en la madera del abedul. Posee el mismo valor energético que la sacarosa, pero, al no ser fermentado en ácidos por las bacterias bucales, no genera caries. Es un refinado más y puede afectar a nuestra microbiota intestinal; sus efectos secundarios podrían ser gases y diarreas.

FRUCTOSA REFINADA: es curioso, pues su consumo prácticamente no eleva los niveles de glucosa (ni insulina) en sangre, por lo que, desde hace años, se ha utilizado como endulzante para diabéticos. Sin embargo, cuando la fructosa se ingiere en grandes cantidades (y cuando llega rápidamente a la sangre), se convierte en grasa, que se deposita en el tejido adiposo, o bien en la circulación sanguínea, subiendo los niveles de triglicéridos. Además, la ingesta de fructosa aumenta los niveles de ácido úrico y, en general, el riesgo de sufrir enfermedades cardiovasculares y obesidad.

No es recomendable para diabéticos. Y cuidado con el jarabe de maíz: también es fructosa y puede desequilibrar el hígado y el páncreas.

Las más recomendables

MIEL CRUDA (Y DE BUENA CALIDAD)

Contiene un 35% de fructosa, pero aporta, además, vitaminas, minerales, aminoácidos y enzimas. Cuidado con las personas que no pueden tomar azúcar, pues su índice glucémico es bastante elevado.

La miel de manuka proviene del arbusto de este nombre y es oriunda de Nueva Zelanda. Tiene propiedades antibacterianas, antiinflamatorias y antioxidantes.

AZÚCAR INTEGRAL (RAPADURA, PANELA, MASCAVO)

Son azúcares puros sometidos a un proceso de liofilización, en el que se mantienen sus vitaminas y minerales. Es importante leer bien las etiquetas.

Si no aparecen los nombres de rapadura, panela o mascavo, y solo pone azúcar moreno o integral de caña, es mejor desconfiar, ya que es una versión del blanco, con calorías vacías y sin vitaminas ni minerales.

ESTEVIA

Es un potente edulcorante natural (su principio activo endulza unas trescientas veces más que el azúcar blanco), procedente de una planta de América del Sur conocida desde hace siglos por los indígenas. No aporta calorías ni aumenta los niveles de glucosa en sangre (apto para diabéticos). Los principios activos más importantes que tiene son el esteviósido (propiedades terapéuticas) y el rebaudiósido (responsable del sabor dulce). Las hojas de la planta tienen todos los principios activos, pero los extractos de estevia suelen tener solo rebaudiósido.

Ojo con las marcas comerciales que elaboran sus productos con estevia sintetizada químicamente bajo el nombre de glucósidos de esteviol.

AZÚCAR DE COCO

Se ha convertido en el edulcorante de moda, aunque hay que asegurarse de que no sea refinado. El azúcar se obtiene secando la savia que sale de la flor del coco; por ello conserva parte de los nutrientes de esta fruta. Contiene minerales como hierro, cinc, calcio y potasio, ácidos grasos de cadena corta, polifenoles y antioxidantes. Su índice glucémico es bajo, alrededor de un 35%, mientras que el de la miel es de 87%.

MELAZAS DE CEREALES

Se consiguen mediante hidrólisis del almidón para obtener moléculas más pequeñas (maltosas; dos glucosas unidas entre sí) y de sabor dulce. Las melazas que se venden actualmente han sufrido un proceso de refinado bastante importante. Elevan los niveles de glucosa en sangre rápidamente.

SIROPE DE AGAVE

Elaborado a partir del agave (la misma planta de la que se extrae el tequila), originaria de México. El agave es rico en inulina, que, a través de una serie de procesos de hidrólisis, tiene un alto contenido en fructosa. El producto final es un sirope rico en fructosa, con una pequeña cantidad de glucosa y que puede contener, más o menos, micronutrientes dependiendo del tipo de sirope. El de agave negro es una buena opción, ya que está menos refinado.

AMAZAKE

Viene de Japón y se utiliza para endulzar algunos platos. Está elaborado con arroz fermentado con koji. Al ser un alimento fermentado, es más fácil de digerir, tiene fibra, enzimas y vitaminas del grupo B. Es un perfecto sustituto del azúcar.

Lácteos

¿SON NECESARIOS?

Se recomienda su consumo por el aporte de proteínas y de calcio. Una alimentación variada incluye alimentos ricos en este mineral, aunque no hay evidencia científica de que los lácteos sean imprescindibles para mantener una buena salud ósea. El contenido y la absorción de calcio en algunos alimentos es:

- Leche: 1 vaso de 200 ml contiene 200-250 g de calcio con una absorción del 31,2%.

- Brócoli: 1 plato de brócoli contiene 240 g de calcio con una absorción del 61.3 %.

- Coliflor: 1 plato de coliflor contiene 240 g de calcio con una absorción 68,6%.

- Sésamo: 23 g de sésamo (1 cucharada sopera) contienen 200 g de calcio con un 20,8% de absorción.

- Almendras: 90 g de almendras contienen 250 g de calcio con una absorción del 40%.

Para fortalecer nuestros huesos es importante practicar ejercicio de forma regular y seguir una dieta exenta de azúcares y sal. La FAO dice, a raíz de varios estudios, que el consumo de sal incrementa la excreción por la orina del calcio. Otros estudios demuestran que el exceso de azúcar disminuye la densidad ósea.

Cada vez es más común la intolerancia a la lactosa (llamada el azúcar de la leche), al no contar nuestro organismo con una enzima que se encargue de digerirla. Entonces aparecen síntomas como: diarrea, flatulencias, hinchazón…

El sistema inmunológico la reconoce como extraña y evita su absorción, pero, si nuestro intestino sufre de hiperpermeabilidad (es decir, que deja pasar todo tipo de sustancias a la sangre), se generan anticuerpos para intentar eliminarlos. Una vez más queda patente la importancia de tener un intestino saludable, que no provoque desórdenes en el organismo.

Existen estudios epidemiológicos que relacionan el consumo de proteína láctea con la resistencia a la insulina y el síndrome metabólico. Otros lo hacen con la ingesta de proteína láctea antes de los cuatro meses con un mayor riesgo de padecer asma entre los tres y cuatro años de edad. También se relaciona con el acné; las proteínas de la leche de vaca parecen ser precursoras hormonales (testosterona). Una nueva prueba de ello es cómo, en ocasiones, cuando estamos congestionados y dejamos de consumir leche, los síntomas mejoran.

¿CUÁLES SON LOS MEJORES LÁCTEOS?

Es mejor tomarlos solo de vez en cuando. Los fermentados (queso, yogur, kéfir) son una buena alternativa, sobre todo los ecológicos de cabra u oveja, ya que su proteína es similar a la humana.

Con respecto a la mantequilla, un buen sustituto es el ghee, una mantequilla clarificada que se utiliza normalmente en la India para cocinar y para elaborar preparaciones medicinales. Es muy fácil de hacer a partir de mantequilla ecológica. Basta con cocerla a baja temperatura durante cincuenta minutos e ir retirando la espuma que se forma en la superficie. En este proceso se separa la grasa del resto de los componentes. El resultado es un producto rico en vitamina A, D y K y en grasas saturadas; por lo tanto, hay que consumirlo siempre con moderación. En la medicina ayurvédica se recomienda su consumo en caso de padecer gastritis o úlceras. También es buena alternativa para los intolerantes a la lactosa.

¿CUÁLES SON LAS NECESIDADES DE CALCIO?

La FESNAD (Federación Española de Sociedades de Nutrición, Alimentación y Dietética) recomienda ingerir 1100 mg/día en mujeres y en hombres de diez a diecinueve años. Y 1000 mg /día para hombres de menos de sesenta años y mujeres de menos de cincuenta. Una mujer embarazada debería consumir 1000 mg/día, y un lactante, 1200 mg/día. Cifras que contrastan con otros países como, por ejemplo, Japón, donde la recomendación ronda la mitad.

La sal

En el caso de padecer hipertensión, descalcificación, trastornos gástricos, problemas óseos, insuficiencia cardiaca, mal funcionamiento renal, varices, desequilibrio de electrolitos y retención de líquidos, ¿convendría eliminar la sal de nuestra dieta?

El consumo recomendado por la OMS es de 5 g al día, lo que equivale a una cucharadita de café. En nuestra sociedad se consumen de media 11 g al día. El 75% es sal oculta (alimentos precocinados, frutos secos salados, galletas, cereales desayuno, embutidos, quesos, aceitunas, salsas, ahumados, etc.) y el otro 25% es sal de mesa. A partir de aquí hay que plantearse eliminar o evitar el origen de la causa, es decir, la sal oculta. En todo caso, se ha de consumir sal de mesa de buena calidad o algunos sustitutos.

La sal es cloruro sódico y la principal fuente de sodio de nuestra alimentación. Este mineral realiza muchas funciones importantes en nuestro organismo como, por ejemplo, generar la transmisión nerviosa hacia el cerebro o la relajación muscular. En el deporte, por ejemplo, una deshidratación causada por la pérdida de electrolitos como el sodio por el calor excesivo y por un esfuerzo intenso puede provocar náuseas, vómitos, rampas, alteraciones visuales y dolor de cabeza. La deshidratación se clasifica según la cantidad de líquido perdido, la rapidez con la que se pierde y la cantidad de electrolitos, sobre todo, de sodio. Existen tres tipos: isotónica (igual pérdida de agua que de electrolitos, en caso de gastroenteritis moderadas), hipertónica (pérdida de agua mayor a los electrolitos, en el caso de falta de bebida o enfermedad) e hipotónica (se pierden más sales y sodio que agua, en el caso de trabajo físico intenso en condiciones ambientales extremas).

Aunque en ocasiones es imprescindible tomar alimentos salados en pequeñas cantidades ante bajadas de tensión u otras situaciones que se han descrito antes.

¿CUÁL ES LA MEJOR SAL?

Es básico emplear sal de calidad. Por eso, antes de comprarla, hay que leer muy bien las etiquetas y evitar la sal refinada, ya que, como el azúcar blanco, ha sufrido un proceso industrial, sometido a altas temperaturas donde pierde sus minerales. También encontramos la sal yodada, recomendada cuando hay déficit de yodo; aunque es mejor suplirlo con un consumo de algas, pero sin excedernos.

La mejor sal es la marina, la no refinada o la de hierbas, como el Herbamare; la de almendras como Ametlla+ de Mallorca, flor de sal o la de Himalaya. También es bueno cocinar con agua de mar y tamari; utilizar especias, algas, hierbas aromáticas, pasta umeboshi, semillas o frutos secos sin sal.

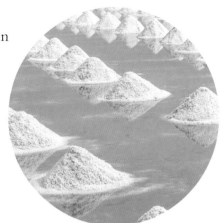

IDEAS PARA ADEREZAR PLATOS Y REDUCIR LA SAL

Gomasio con sal: tostar veinticinco cucharaditas de sésamo durante un minuto en una sartén y añadir una cucharadita de sal marina. Triturar suribachi, que desprende un suave aroma. Se puede conservar en un tarro de cristal; mejor en un lugar sin luz, para que no se oxide. Consumirlo con verduras, ensaladas, cremas, carnes, pescados, etc. Es mejor no cocinarlo, ya que perdería sus propiedades.

Gomasio sin sal: saltear dos tazas de gomasio tostado con 20 g de alga wakame unos diez minutos. Añadir alga nori un minuto antes de acabar la cocción.

Vinagreta con umeboshi: una cucharadita de pasta umeboshi diluida en aceite de oliva prensado en frío. También se puede añadir zumo de limón y mostaza.

Salsa asiática: mezclar una cucharadita de curry con medio vaso de bebida de coco, un diente ajo y una cucharada de aceite de oliva.

Salsa pesto: triturar un puñado de albahaca, un puñado de perejil, una taza de piñones tostados, una cucharada sopera de pasta umeboshi, un diente de ajo y una taza de aceite de oliva. Sírvela para acompañar verduras, pasta, carnes, pescados, ensaladas, etc.

Salsa de soja: mezclar dos cucharadas de tamari (fermentado de soja), una cucharada de agua, una cucharada de zumo de limón, una cucharadita de kuzu (el almidón de la planta del mismo nombre) disuelto previamente en agua fría con un poquito de menta, tomillo y orégano picaditos.

Salsa rica en calcio: mezclar dos cucharadas de agua hirviendo, media cucharada de tahíne, media cucharadita de miso blanco sin gluten, media cucharada de vinagreta de umeboshi y media cucharadita de azúcar de coco.

EL BOTIQUÍN NATURAL

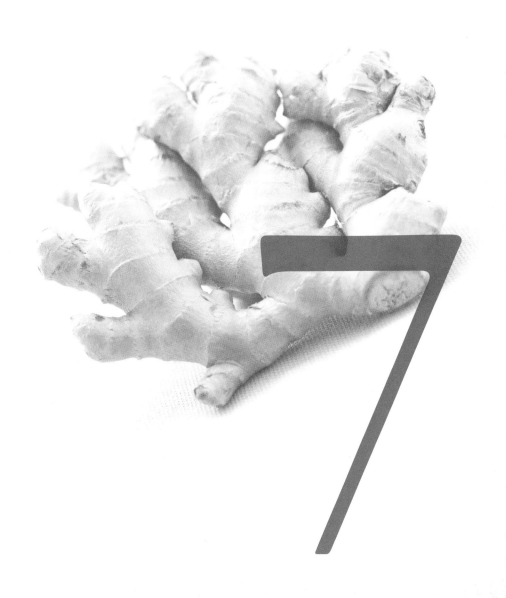

7

Pautas para organizar un botiquín natural

- Probióticos y prebióticos: para repoblar la flora intestinal.

- Raíz de jengibre: recomendable para los mareos. Conviene tomar dos cápsulas treinta minutos antes de viajar o masticar un trozo durante el viaje.

- Pasta de cereza umeboshi o ciruela umeboshi: utilizada para infecciones intestinales y vaginales, problemas digestivos, cansancio, dolores de cabeza y para picaduras.

- Glutamina: repara y cicatriza las paredes intestinales y evita la permeabilidad intestinal.

- Kuzu: para desajustes digestivos e intestinales.

- Oligoelemento cobre (Cu): para cualquier infección. Si el viaje tiene como destino un lugar tropical, conviene preparar nuestro sistema inmunitario quince días antes con los oligoelementos de oligoterapia catalítica cobre-oro-plata (Cu-Au-Ag).

- Viales de agua de mar Quinton: la composición del agua marina es muy similar a la del plasma sanguíneo. Favorece la reposición de electrolitos y de líquidos.

- Comprimidos o infusión de alcachofa y cardo mariano: ayudan a digerir mejor.

- Supositorios de glicerina: para el estreñimiento.

- En caso de diarrea, es recomendable tomar arroz con un poco de alga kombu o beber té de tres años hervido como fuente de taninos.

- Citrobiotic: extracto de semillas de pomelo. Antibiótico natural.

- Cúrcuma.

- Nac (N-acetilcisteína).

- Cinc.

- Jugo de aloe vera.

- Enzimas digestivas.

- Vitaminas A y D.

- Omega-3: DHA y EPA.

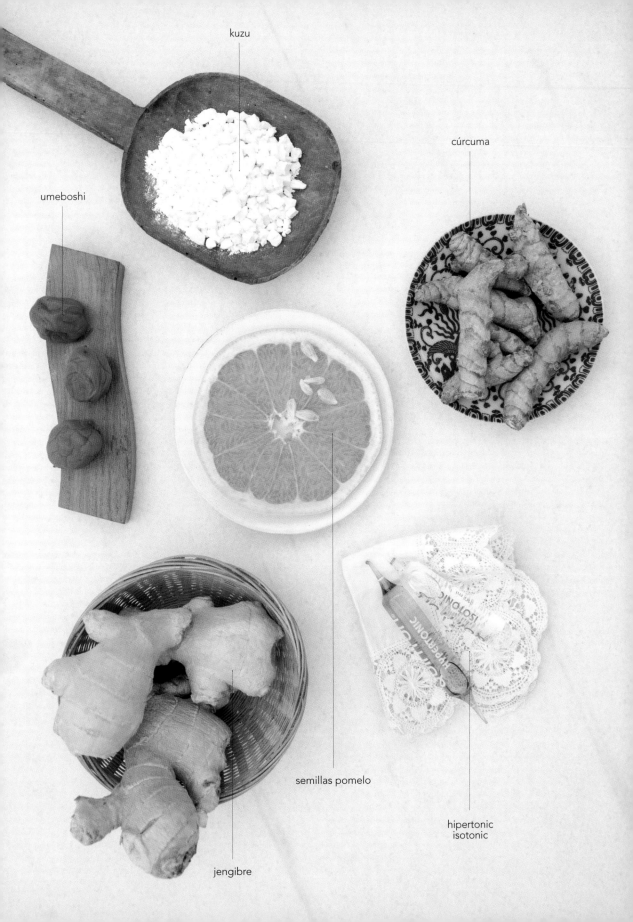

kuzu

cúrcuma

umeboshi

semillas pomelo

hipertonic
isotonic

jengibre

Consejos prácticos para viajar

Cuando salimos de viaje, sobre todo si vamos a lugares donde la gastronomía es radicalmente diferente a la que estamos acostumbrados, puede que nuestro intestino no esté preparado y suframos algún trastorno. Por ello, no está de más organizar un pequeño botiquín, que se hace indispensable si viajamos con celíacos o con personas intolerantes a ciertos alimentos. Es básico incluir remedios para tratar indigestiones, diarreas, estreñimientos... En principio bastaría con unos viales de agua de mar (que evitan la deshidratación), citrobiotic, kuzu y probióticos.

- Antes de viajar, pide información a la asociación de celíacos de tu comunidad o de tu ciudad.

- Si viajas en avión, asegúrate de que en la compañía aérea ofrecen menús sin gluten (GFML, *gluten free meal*). Pregúntalo antes de subir y también una vez dentro del avión.

- Cuando salgas al extranjero, no está de más confeccionar un pequeño diccionario con frases básicas como: «¿Dónde encuentro un restaurante para celíacos? ¿Este plato tiene gluten?».

- Mete en la maleta unas barritas de cereales sin gluten o unos frutos secos. No ocupan espacio, pero pueden resultar necesarios, sobre todo, si el viaje es muy largo.

- Si comes en restaurantes, evita los alimentos muy elaborados, las salsas y las frituras. No te fíes de cualquier sitio ni de las personas del servicio, a veces no saben con certeza si el plato tiene o no gluten.

- Cuando compres en tiendas o en un supermercado, lee con atención las etiquetas.

Propiedades de la suplementación recomendada

Los prebióticos y los probióticos permiten recuperar la flora intestinal, mejorar las digestiones y regular el tránsito intestinal. Estas son sus diferencias:

Prebióticos. Son polisacáridos no digeribles, como los fructooligosacáridos (FOS), la fibra soluble y la inulina, que permiten el crecimiento de las bacterias vivas, que son los probióticos.

Algunos alimentos ricos en prebióticos son, entre otros: legumbres, zanahoria, brécol, alcachofa, cebolla, papaya, plátano, limón, frutos secos, manzana, pera, cítricos, fruta seca, algas (alginatos, fibra que desinflama el intestino), semillas, kuzu, harina de algarroba, umeboshi, fermentados no pasteurizados (hatcho miso, chucrut, algunos yogures y kéfir, mejor de cabra).

Probióticos. Son microorganismos vivos que refuerzan el sistema inmunológico y ayudan a restablecer la flora intestinal. Son un buen apoyo para tratar las diarreas, el estreñimiento, el colon irritable… y para recuperar la flora intestinal después de un tratamiento con medicamentos. En este caso, conviene tomar una mezcla de varios probióticos como *lactobacillus acidophilus* (dominante en el intestino delgado), el *bifidobacerium bifidum* (dominante en el intestino grueso), el *bifidobacerium breve*… Las bacterias presentes en el intestino pueden crear sustancias que mejoran nuestro sistema inmunitario, así como formar una barrera que impida el paso y la proliferación de microorganismos dañinos.

Cuando se toman en alimentos o en suplementos, es mejor hacerlo en ayunas, ya que solo unos pocos llegan activos al intestino. Durante su recorrido de varias horas hasta legar al colon, tienen que enfrentarse a enzimas digestivas y a los jugos gástricos.

KUZU

El kuzu es un almidón extraído, mediante un largo proceso artesanal, de unas raíces volcánicas. Es rico en flavonoides, sustancias antioxidantes muy potentes. No debe confundirse con el arrurruz, que es una fécula que se obtiene de la raíz de la planta americana *maranta arundinacea*. Es un excelente remedio para fortalecer y regenerar las mucosas digestivas, respiratorias y cutáneas. Se puede usar para calmar el ardor y la acidez del estómago.

En caso de estreñimiento o diarrea, se pueden tomar 3-4 tazas de kuzu para recuperar la función normal del intestino.

Uso: disolver una cucharadita de kuzu con un poquito de agua fría. Calentarlo e ir añadiendo medio vaso de agua hasta que se vuelva transparente. Retirarlo y añadir media cucharadita de pasta umeboshi en caso de trastornos intestinales o procesos gripales.

UMEBOSHI

Significa ciruela deshidratada y se utiliza en la medicina china, coreana y japonesa. Se obtiene tras un largo proceso de fermentación (entre uno y tres años) con sal y hojas de «shiso» (una especie de ortiga roja).

El ume es más rico en ácidos orgánicos que la mayoría de las frutas, especialmente el ácido cítrico que se obtiene en la fermentación. Este ácido lo utiliza nuestro cuerpo para descomponer el ácido láctico que se forma como consecuencia del cansancio y las agujetas. Su consumo es muy interesante para los deportistas.

Se considera la reina de la comida alcalina. Según la medicina japonesa, si se consumen 10 g de ciruela, podemos neutralizar la acidez que se forma después de ingerir 100 g de azúcar. Puede combinarse con minerales alcalinos de otros alimentos facilitando la absorción del hierro, manganeso, potasio o calcio.

En casos de falta de apetito, es recomendable tomar media ciruela umeboshi quince minutos antes de las comidas principales. Si sufres estreñimiento, toma por la mañana una ciruela umeboshi con una taza de té kukicha. Para

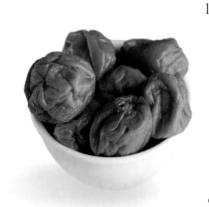

las mujeres embarazadas que sufren vómitos, existen pastillas de ciruelas umeboshi para paliar estos síntomas o también se puede tomar un trocito pequeño de ciruela.

Otra opción es tomarla con té kukicha, kuzu y algas, que aportará taninos y mucílagos. Para hacerlo, se debe cocer veinte minutos un litro de agua con una cucharada sopera de té kukicha y una tira de alga kombu de diez centímetros. Luego se ha de añadir la ciruela umeboshi troceada y cocer cinco minutos más. Dejar templar y agregar una cucharadita de kuzu. Cocer de nuevo cuatro minutos, removiendo. Retirar y mezclar con hatcho miso orgánico no pasteurizado.

ALOE VERA

Es conocido como sábila, entre otros nombres, y tiene muchísimas propiedades medicinales. En Japón, el doctor Akiro Ishimoto, del centro de investigación de microbiología de Osaka, descubrió el poder regenerativo del aloe en los tejidos y las células, durante su investigación sobre la catástrofe de Chernóbil (Ucrania).

Otros investigadores, a principios de la década de los sesenta, relacionaron en varios experimentos el zumo de aloe con la prevención de la úlcera péptica.

Su ingesta alivia el ardor de estómago. Es recomendable que las personas sometidas a quimioterapia tomen una cucharada de jugo de aloe vera antes de las comidas, por su acción antiinflamatoria intestinal que favorece la función hepática. También protege las paredes del estómago y del intestino, mejora el síndrome del colon irritable y regula la flora intestinal.

Receta de jugo de aloe vera natural:

- Cortar algunas hojas carnosas de la planta.
- Cortar las hileras laterales, las pequeñas espinas.
- Lavar cuidadosamente.
- Retirar la corteza de las hojas y eliminar la capa amarilla.
- Guardar la sustancia gelatinosa transparente.
- Triturar en una licuadora hasta obtener la consistencia deseada.
- Guardar en un bote de cristal en la nevera. Mezclar con unas gotitas de zumo de limón para una mejor conservación y sabor.

GLUTAMINA

Es el aminoácido no esencial y libre más abundante del cuerpo humano que se sintetiza a través de los alimentos. Se almacena sobre todo en los músculos, y desde allí se reparte al resto de los órganos. Repara los tejidos después del ejercicio, cicatriza las paredes intestinales y evita su permeabilidad; así se absorben mejor los nutrientes. Es básico para rentabilizar todo lo que consumimos. Es imprescindible para el sistema inmunológico y para otros procesos, fundamentalmente, en momentos de estrés. Es necesaria para fabricar sustancias químicas, como los aminoácidos y la glucosa. Las proteínas de la dieta aportan entre 5 y 10 g/día de glutamina; la del trigo y la de la soja son ricas en glutamina: 35% y 24%, respectivamente. La leche y la albúmina del huevo contienen 8,7% y 3,3% de glutamina. El músculo esquelético es la gran reserva de glutamina: un hombre de 70 kg almacena unos 50 g de glutamina libre y 240 g en el músculo. Los alimentos ricos en glutamina de origen animal son: huevo, pollo, pescado… Si se toman en crudo, el aminoácido no se destruye por completo, ya que la cocción suele alterarlo. También son una buena fuente de glutamina las legumbres, el yogur (mejor cabra), los fermentados (miso), frutos secos, perejil, espinaca y cereales integrales (sin gluten).

Para asimilar mejor los aminoácidos, conviene tomarlos treinta minutos antes de comer o de ir a dormir. Su consumo es básico en los celíacos, pues contribuye a reparar las microvellosidades intestinales, deterioradas por el gluten.

JENGIBRE

Se cultiva en casi todas las regiones tropicales.

Contiene muchos principios activos, entre los que destacan el gingerol.

La medicina tradicional china lo considera un alimento picante y caliente, que revitaliza los órganos fatigados y estimula la inmunidad del organismo.

En la medicina ayurvédica, es el remedio más utilizado para combatir las malas digestiones (aumenta las enzimas digestivas) y además es buen protector del hígado. Si se toma en dosis altas puede producir gastritis, y su consumo está desaconsejado en caso de úlcera gastroduodenal, cuando está en periodo activo.

Es uno de los mejores remedios para evitar los mareos y los vómitos que producen. También tiene propiedades antibacterianas que actúan contra los microorganismos causantes de problemas intestinales.

Se emplea de diferentes modos:

- Rallado en pequeñas cantidades y mezclado con cremas de verdura y caldos (ideal en el de algas y miso).
- En rodajas con las legumbres.
- En infusión: verter agua hirviendo sobre una cucharada sopera de jengibre rallado. Dejar reposar siete minutos y consumir caliente, mejor sin endulzar.
- Al igual que la cúrcuma, se puede añadir a los batidos verdes.

CÚRCUMA

Es una planta que se cultiva principalmente en la India. Representa una hierba sagrada en la medicina ayurvédica que sirve para limpiar el organismo y también es símbolo de prosperidad. En la medicina China, se utiliza para tratar el hígado, la vesícula y algunas enfermedades respiratorias.

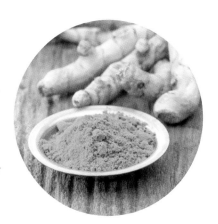

Propiedades:

- Es un antiinflamatorio natural, alivia dolores musculares y articulares.
- Ayuda a mantener la salud del hígado.
- Propiedades antioxidantes.
- Refuerza el sistema inmune.
- Para facilitar su absorción es necesario mezclarla con pimienta negra, té verde o el aceite de oliva.
- Para obtener todos sus beneficios se necesitan mínimo 5 g al día.
- Se puede usar la raíz de cúrcuma por la mañana para elaborar batidos verdes: pelar y añadir un trocito en la licuadora junto con alguno de los ingredientes mencionados anteriormente para mejorar su absorción. Basta con tomar después del zumo una tostada sin gluten con aceite de oliva o un té verde.

En la receta del curry indio nunca falta la pimienta, aunque además contiene: cilantro, cúrcuma, comino, clavo, canela, entre otros ingredientes. Y es que, como hemos comentado, la pimienta es necesaria para una óptima absorción de los principios activos de la cúrcuma.

NAC (N-ACETILCISTEÍNA)

- Es una forma estable del aminoácido no esencial l-cisteína. Actúa como estabilizador para la formación de proteínas.
- En el organismo pasa de cisteína a glutatión, poderoso antioxidante y desintoxicante celular.
- Mejora la inflamación intestinal.

- Repara las *tight junctions* (uniones estrechas que sellan las células epiteliales, de manera que evitan el tránsito libre de moléculas pequeñas de una capa a otra) y la permeabilidad intestinal.
- El nac no se encuentra naturalmente en los alimentos, pero la cisteína sí está en la mayoría de los alimentos de alto valor proteico.
- Conviene consultar a un profesional antes de tomar este suplemento.

CINC

- Repara las *tight junctions* y la permeabilidad intestinal.
- Alivia y mejora las inflamaciones.
- Es esencial para la síntesis del colágeno y protege de los radicales libres.
- Se encuentra en frutos secos (nueces, almendras y anacardos), carnes (ternera, pollo y cerdo), mariscos y levadura de cerveza.

AGUA DE MAR

Los seres humanos procedemos del agua de mar. Seguramente ya sabemos y, por supuesto, sentimos que bañarnos en el mar aporta algo muy positivo a nuestro organismo: desde un efecto relajante hasta regular nuestro sistema hormonal.

Gracias a los estudios realizados en 1904 por René Quinton, naturalista y fisiólogo francés, el agua de mar, rebajada o isotónica, tiene una composición idéntica al plasma de la sangre. Por lo tanto, beberla es como tomar un caldo de oligoelementos, minerales y micronutrientes orgánicos. Este científico demostró que los glóbulos blancos solo pueden vivir en agua de mar rebajada, porque en otro medio se mueren. Además, salvó la vida a miles de personas que padecían diversas enfermedades como cólera, tuberculosis y desnutrición. Según sus investigaciones, el agua de mar renueva, purifica y regenera el fluido interno.

Quinton basó sus estudios en su propia experiencia personal. En 1897 padeció tuberculosis y pidió ayuda a un amigo jesuita, que le mostró unos textos en los que se contaba como unos sacerdotes egipcios trataban estas dolencias con agua marina. Lo probó y se curó su problema pulmonar. En 1904 lo publicó en un libro titulado: *Agua de mar: medio orgánico*.

Para obtener agua de mar isotónica se mezclan tres litros de agua de manantial por cada litro de agua de mar.

En algunos casos está indicado beber agua de mar hipertónica, sin rebajar, por lo que antes de beber una u otra es mejor asesorarse por un experto que nos marque las pautas de elección y cantidad. Por otro lado, si no nos gusta el sabor, podemos mezclarla con un poquito de zumo de limón.

Propiedades del agua de mar:

- Es nutritiva. Contiene la totalidad de elementos de la tabla periódica y es ideal en casos de deshidratación. Muy recomendable para deportistas, personas con gastroenteritis, quemaduras, etc.

- Refuerza el sistema inmunológico y ayuda a recuperarnos de la fatiga y el estrés.

- Desintoxica el organismo cuando bañamos nuestras células en un líquido más óptimo que las hace funcionar mejor. Personas que ingieren alimentos con aditivos, productos procesados, que viven o trabajan en ambientes contaminados, que toman muchos medicamentos.

- Contribuye al buen funcionamiento del sistema nervioso.

- En los deportistas, el agua de mar hipertónica, con la dosis y tiempos adecuados, aportará setenta y ocho electrolitos, ayuda en la prevención de la deshidratación y en la recuperación, evita lesiones musculares y favorece un mayor rendimiento.

- Favorece una mejor digestión, mediante la producción normal del ácido clorhídrico.

- Externamente se utiliza para descongestionar la nariz y limpiar los ojos. En estos casos, las fórmulas serán distintas según su uso. El suero marino también se emplea para lavar y limpiar heridas.

Las características del agua de mar en la cocina son diferentes a lo explicado anteriormente, ya que, cuando se la somete a temperaturas superiores a 44 °C, pierde sus propiedades. En cualquier caso, es un buen sustituto del agua con sal que usamos habitualmente, porque aportará otros minerales más recomendables para nuestro organismo, además de dar un mejor sabor a los platos.

Cocinar con agua de mar

- En una ensalada. Rociarla con agua de mar hipertónica, aceite de oliva y mostaza. Es un buen sustituto de la sal de mesa que solo aporta cloruro sódico. Además, en este caso, no estará sometida a una temperatura superior a 44 °C, con lo que nos beneficiaremos de todas sus propiedades.

- Verduras. Se pueden hervir con agua de mar o, mucho mejor, cocinarlas al vapor y añadir el agua de mar hipertónica una vez servidas.

- Pan y pizzas. Hay algunos panaderos que preparan las masas de pan con agua de mar. El sabor es realmente sorprendente, ya que resalta cada uno de los ingredientes de forma particular, aunque, en este caso, sí la sometemos a temperaturas superiores a 44 °C, por lo que no podemos beneficiarnos de todas las propiedades, aunque sí de parte de los oligoelementos.

La cocina es creatividad, ¿y por qué no añadir un ingrediente nuevo? Incluso hay una marca de cerveza que ha agregado agua de mar a su composición. Una recomendación final: si compramos agua mineral con bajo residuo seco, bajo en minerales, es recomendable añadir una botellita de agua mineral isotónica de 10 ml por dos litros de agua y guardar en la nevera. Es una buena manera de aportar un extra de todas estas fantásticas virtudes.

SEMILLAS DE POMELO

Es muy útil llevarlas en el botiquín si viajamos a lugares poco higiénicos o si tenemos bacterias malas en el intestino.

Propiedades:

- Rica en bioflavonoides con efecto antioxidante.

- Rica en compuestos polifenólicos.

- El ácido ascórbico y el cítrico tienen actividad bactericida importante en cepas como, por ejemplo, en la *helicobacter pylori* o la *eschericia coli*. Lo bueno es que mantiene la flora bacteriana intacta, ya que solo reduce la población de las bacterias patógenas o malas.

- Muy recomendable en caso de gases, diarrea e inflamación.

Hay que tener en cuenta las interacciones de las semillas de pomelo con algunos medicamentos como las estatinas para reducir el colesterol o con ciertos antihipertensivos, ya que pueden disminuir su efecto.

Uso: tomar durante un mes de quince a veinticinco gotas al día con un vaso de agua, antes de las comidas principales. Si vamos de viaje, quince gotas tres veces al día.

LAS ENZIMAS

La vida en nuestro planeta está ligada íntimamente a las enzimas, proteínas que provocan reacciones químicas en los seres vivos. Existen más de cinco mil distintas formadas por cadenas específicas de aminoácidos. Ellas son las responsables de transformar la materia; como, por ejemplo, la leche en queso. En nuestro organismo, las enzimas realizan procesos tan trascendentales como la digestión de los alimentos, la estimulación del cerebro, el suministro de energía a las células o la reparación de los tejidos, órganos y células. Por eso, cuando el ser humano envejece, no puede fabricarlas de igual modo, lo que deriva en un mal funcionamiento del organismo.

Tipo de enzimas

Las hay de dos tipos: digestivas y metabólicas. Las primeras descomponen las partículas de los alimentos para almacenarlas de forma ordenada con el fin de que el organismo las pueda usar. Entre estas encontramos la amilasa, encargada de romper las moléculas en hidratos de carbono; la lactasa, que descompone el azúcar de la leche, la lactosa; la proteasa, que rompe las proteínas; la lipasa, que ayuda a la digestión de las grasas. Las segundas se encargan de estructurar el organismo junto con los nutrientes almacenados y se encuentran en la sangre, los órganos y los tejidos. Entre sus funciones, están contribuir a la cicatrización de heridas, eliminar toxinas del organismo o formar nuevos tejidos.

Enzimas en la dieta

No todos los alimentos que ingerimos aportan enzimas, lo que supone una mala nutrición y, por tanto, la aparición de desequilibrios como una mala digestión. El cuerpo fabrica enzimas, pero también hay que obtenerlos a través de la alimentación. Las fuentes de enzimas son las frutas, los germinados, el tempeh, las verduras, los fermentados (miso, tamari, *pickles*). Son alimentos sensibles al calor, por lo que conviene tomarlos crudos o fermentados. Se pueden complementar con papaína (que proviene de la papaya) o con bromelaína (de la piña). Ambas son proteolíticas que ayudan a mejorar la digestión. Por su parte, la energía que aportan las más de cinco mil enzimas del cuerpo humano y que desencadenan veinticinco mil reacciones diferentes, se complementarán con dormir de seis a ocho horas continuadas cada noche y acostarnos siempre a la misma hora.

Algunos ejemplos

- El tamari. Se conoce en Oriente desde hace miles de años. Destacan sus propiedades activadoras de la digestión.

- La sal marina. Es rica en oligoelementos, al contrario que la sal refinada, que actúa como inhibidor enzimático.

- Las enzimas oxidasas de los vegetales. Estas acaban con la vitamina C y con todas las vitaminas termosensibles; este proceso se para escaldando las verduras a más de 70 °C.

- Los cereales. Su actividad enzimática no existe, ya que su contenido en agua es inferior al 16%.

- En la soja, el tofu y la clara de huevo. Contienen antitripsina, un antinutriente que disminuye la digestibilidad de la proteína. Si se cuecen treinta minutos la soja y algo menos el huevo este problema desaparece.

OMEGA-3

Son ácidos grasos poliinsaturados. Se consideran esenciales porque no los podemos sintetizar. Debemos aportar estas grasas tan buenas y esenciales a través de la alimentación, pero, como en algunos casos, es difícil llegar a la dosis adecuada. Se debe tomar en forma de suplemento.

Tenemos ALA (ácido alfalinoleico), DHA (ácido docosahexanoico) y EPA (ácido eicopentanoico). Si consumimos ALA, omega-3, componente de muchos aceites vegetales, para poder pasar de ALA a DHA, el cuerpo necesita algunas vitaminas y minerales (B6, cinc, magnesio y vitamina C). Si tenemos carencia de estas vitaminas o minerales, ya no obtendremos el DHA o/y

EPA, que son los que nos proporcionan las propiedades que describimos a continuación. Entonces, se impone consumirlos a través de suplementos.

Propiedades

- El DHA y el EPA nos ayudan a disminuir los triglicéridos en sangre. Sobre todo el DHA aumenta el colesterol bueno o HDL y hace que aumenten de tamaño las partículas de LDL, colesterol malo; de esta forma no se pegarán tan fácilmente a las paredes de los vasos sanguíneos y protegerán el sistema cardiovascular.

- Tienen propiedades antiinflamatorias, ya que reducen la producción de prostaglandinas inflamatorias.

- Es un gran suplemento en las enfermedades autoinmunes como la artritis reumatoide.

- Personas o niños con problemas de aprendizaje o déficit de atención tienen valores sanguíneos de DHA menores comparados con el resto de la población. La administración de 0,5-2 g de DHA/ día ayuda a mejorar estos problemas.

- El DHA es un nutriente para la salud ocular; en la mácula se concentran más de un 50%. También es importante para mantener saludable la superficie del ojo.

- El 50-60% del peso cerebral son grasas; un 40% aproximadamente es DHA. Este es esencial para el buen funcionamiento del sistema nervioso y para la formación de las redes neuronales, que provocará un mayor impulso y concentración.

- Juega un papel básico en la regulación de la presión sanguínea.

- Mejora la inmunidad.

- El DHA es importante para mantener una calidad óptima de la película lipídica que baña el ojo.

Alimentos ricos en omega-3

Son el aceite de linaza, algunas algas, frutos secos, pescado azul (sobre todo, el de tamaño pequeño como las sardinas o anchoas; los grandes como el salmón o el atún acumulan metales pesados; para evitar su total absorción, lo ideal es consumirlos con algas).

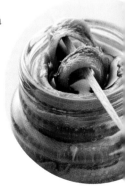

Consejos de compra

Omega-3

Están compuestos por ácidos grasos poliinsaturados que contienen ALA, EPA y DHA. El ALA está presente, sobre todo, en vegetales como el aceite de linaza, la calabaza, el cáñamo, los frutos secos como las nueces y las semillas de linaza. El EPA y el DHA se encuentran en el pescado azul y en algunas algas marinas. Si tomamos suplementos de omega-3, es clave contar con el asesoramiento de un profesional y asegurarnos de que se presenta en forma de triglicérido o fosfolípido, y que está tratado de forma enzimática y no química. También es importante que no haya estado sometido a altas temperaturas ni esté en concentraciones elevadas. Los vegetarianos pueden consumir DHA que provienen de las algas.

Vitamina A o carotenos o retinol

Sostiene la función de las células epiteliales de la piel, los huesos, las mucosas y los pigmentos visuales. Además, ayuda a formar y a mantener la piel, el pelo y las mucosas. Es necesaria para el crecimiento de los huesos, el desarrollo de los dientes y la reproducción.

Colabora en el mantenimiento de las mucosas que recubren el sistema digestivo, respiratorio, urinario, la piel y los ojos, y nos previene de las infecciones. Se encuentra en forma de provitamina (carotenos) en la verdura de color naranja como las zanahorias y la calabaza, y en otras de color verde, como el brécol, las acelgas, las espinacas, el perejil. También en algunas frutas como los albaricoques, las cerezas, el melón, y en las algas nori. En forma de retinol aparece en el hígado, en la grasa de los pescados, la yema del huevo, el ghee y la mantequilla.

Vitamina D

Es una vitamina liposoluble que se comporta como si fuera una hormona o pro-hormona.

Está asociada a importantes funciones como:

- Equilibrio mineral.
- Mantenimiento de la presión arterial.
- En el mantenimiento de nuestro sistema inmunológico.

- En la prevención de algunos tipos de cáncer.

- Controla más de novecientos genes diferentes y sus funciones.

- Promueve la absorción del calcio y la mineralización de los huesos. Evita el dolor en las articulaciones y osteoporosis.

- Formación ósea y mantenimiento del músculo esquelético.

- Participa en la regulación y secreción de la insulina.

- El déficit va ligado a enfermedades autoinmunes como la esclerosis o la artritis.

Fuentes principales de vitamina D

- La vitamina D3 (colecalciferol): la fabrica la piel cuando está al sol y también la contiene el pescado azul. Solo un 10% se puede obtener de la alimentación, gracias al pescado azul, el aceite de hígado de bacalao, la yema del huevo, la mantequilla, la leche o las ostras.

- La vitamina D2 (ergocalciferol): sintetizada por los vegetales.

Consejos para elevar los niveles de vitamina D:

- Baños de sol, unos cuatro días a la semana, pero solo de diez a veinte minutos en horas que no sea muy intenso. Lo mejor son exposiciones breves, regulares y frecuentes. Es suficiente con que lo recibamos en la zona de los brazos, piernas, rostro y espalda. Es mejor prescindir de la protección solar, porque frena este proceso, y tomarlo a primera hora de la mañana o al atardecer.

- Si los niveles de vitamina D en sangre son deficientes, hay que suplementar con vitamina D3 bajo la supervisión de un profesional.

- Tomarla con la comida. Al ser una vitamina liposoluble, se asimila mejor mientras comemos.

Hay que tener cuidado con la suplementación excesiva de vitamina D; antes se debe hacer una analítica para ver cómo están nuestros valores.

Las deficiencias de vitamina D, de cinc y de hierro se observan frecuentemente en pacientes pediátricos con enfermedad celíaca en el momento del diagnóstico. De ahí la importancia de una buena analítica para evaluar sus niveles.

CEREALES SIN GLUTEN, PROPIEDADES Y RECETAS BÁSICAS

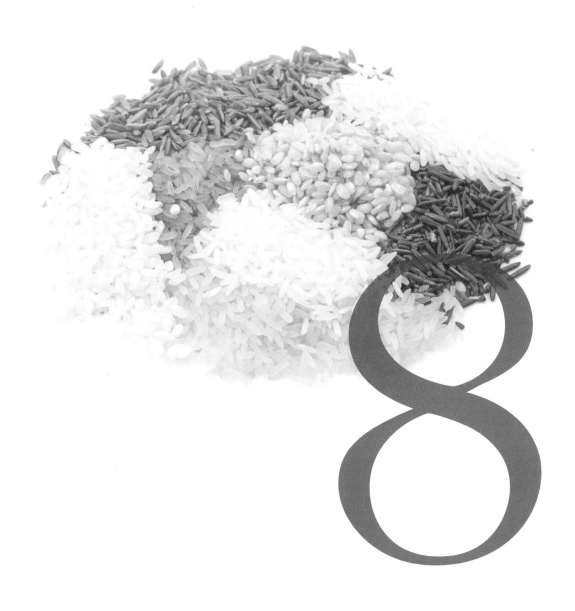

8

¿Cuáles son las propiedades de los cereales que no tienen gluten y cuál es la mejor forma de cocinarlos para que no pierdan sus propiedades?

ARROZ

Origen

Este cereal comenzó su viaje desde el sudeste de Asia hasta llegar a la India, China y Japón, donde se cultiva y consume desde hace miles de años.

Las sociedades más longevas acompañan todos sus platos con arroz. Es el alimento más consumido mundialmente junto con el trigo, pero con la gran diferencia de que es más fácil de digerir y que casi no se le conocen intolerancias.

Propiedades

- Es mejor el arroz integral, ya que no está refinado y mantiene el doble de nutrientes como fibra, vitaminas del grupo B, potasio, fósforo y magnesio. Podemos empezar a consumir un arroz semi para ir adptándonos a su sabor y probar diferentes marcas. Con los bebés es bueno comenzar con un arroz semi y variedad basmati.

- La fibra ayuda a regenerar nuestra flora intestinal y regula los niveles de colesterol.

- Los hidratos de carbono son complejos y, junto con la fibra, hacen que la liberación de glucosa a la sangre sea más lenta y duradera. Es recomendable para diabéticos y también si queremos conseguir un efecto saciante. El arroz blanco tiene un índice glicémico más elevado que el integral.

- El arroz puede consumirse todo el año, aunque es mejor el del grano largo en verano y el redondo en invierno.

- El arroz glutinoso, dulce o mochi es una variedad más fácil de digerir y de textura pegajosa.

- El arroz salvaje tiene propiedades nutricionales parecidas al resto de los arroces.

CEREALES **SIN** GLUTEN

- Arroz (hay muchos tipos de arroz)

- Maíz

- Mijo

- Quinoa (rica en proteínas)

- Trigo sarraceno (rico en proteínas)

- Amaranto

- Melca

- Teff

CEREALES **CON** GLUTEN

- Trigo

- Bulgur (grano de trigo cocido)

- Cuscús, normal o integral (sémola de trigo)

- Seitán (hecho a base de gluten de trigo)

- Espelta (una especie anterior al trigo)

- Kamut (otra especie anterior al trigo)

- Cebada

- Centeno

- Avena

Productos que se elaboran con arroz

- Bebida de arroz: se elabora a partir de los granos de arroz y a veces combinado con frutos secos. Es una bebida mucho más digerible que la leche de vaca.

- Miso: genmai miso y el kome miso.

- Galletas de arroz integral y mejor sin sal: ideal como aperitivo, combinada con paté vegetal, humus o mermelada casera de frutas sin azúcares.

- Pasta de arroz: muy interesante para personas que no pueden comer gluten, ya que existen un buen número de pastas elaboradas cien por cien con arroz o incluso combinadas con boniato, algas, mijo…

- Sirope de arroz: es un endulzante natural obtenido mediante la fermentación del arroz.

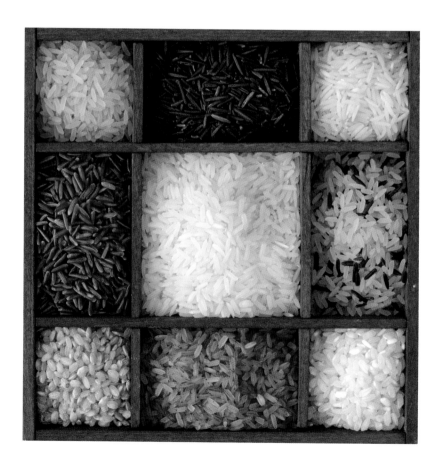

Preparación

- Dejar el arroz en remojo durante toda la noche.
- Por la mañana tirar el agua y lavar con agua fría.
- Existen máquinas para cocer arroz que se pueden usar para hervir otros cereales; son típicas en los hogares de China y Japón. Las proporciones para cocinarlo son: para el blanco, un vaso de arroz por un vaso de agua; para el semi, un vaso de arroz por un vaso y medio de agua; para el integral, un vaso de arroz por dos de agua. No hace falta añadir sal. Podemos agregar un trocito de alga kombu para aumentar las propiedades nutricionales y hacerlo todavía más digestivo. En el caso de las legumbres, el alga kombu ayuda a que nos sintamos mejor y evita flatulencias.
- Una vez cocido se puede consumir tal cual o podemos saltearlo con un poquito de aceite de oliva o de coco junto con los ingredientes que más nos gusten.
- También podemos preparar más cantidad y guardarlo en la nevera en un recipiente cerrado de cristal.

MIJO

Origen

Antiguamente, era uno de los cereales más consumidos en Europa. Se cultiva desde épocas prehistóricas en la India y África.

En este continente sigue sembrándose preferentemente en tierras marginales de las zonas áridas de las regiones templadas, subtropicales y tropicales.

La comunidad hunza, una de las más longevas del mundo, considera el mijo como la base de su alimentación.

Propiedades

- En la medicina china se considera un alimento yang.
- Es un cereal muy energético, refuerza el sistema nervioso y además tonifica la linfa.
- Rico en vitaminas del grupo B y minerales como el magnesio, el potasio, el cinc, el cobre y el manganeso.

- Muy recomendable para aquellas personas que padecen problemas digestivos (diarrea, estreñimiento, malas digestiones, gases…). En este caso se aconseja consumirlo 4-5 días a la semana; para empezar el día, en un buen desayuno habría crema de mijo. (Ver la receta en el apartado de desayunos).

- Ideal para niños en épocas de crecimiento y para deportistas.

Preparación

- Lavarlo bien con agua fría.

- Se puede hervir directamente, pero si queremos que sea más digestivo, tostarlo ligeramente en una sartén sin aceite a fuego lento e ir removiendo hasta que pierda el agua.

- Poner en un cazo un vaso de mijo por dos de agua y llevar a ebullición; dejar cocer unos cuarenta minutos. Se puede hacer en la máquina de arroz con las mismas proporciones y también añadir alga kombu o incluso unas verduras (calabaza o cebolla). Después elaborar una crema triturándolo con un poquito de aceite de oliva virgen y un chorrito de bebida de arroz.

QUINOA

Origen

Grano oriundo de los Andes, es un alimento básico en Perú, Argentina, Ecuador, etc.

Propiedades

- Si la comparamos con otros granos integrales, la quinoa es más rica en proteínas y en aminoácidos esenciales como la lisina; importante para el crecimiento y la reparación de tejidos.

- Contiene carbohidratos de asimilación lenta.

- Contiene minerales como el hierro, el calcio, el potasio, el manganeso, el cobre y el cinc. También vitaminas del grupo B, sobre todo ácido fólico y vitamina E.

- Ideal para los niños en edad de crecimiento y deportistas.
- Tiene fibra, un buen nutriente para nuestra flora intestinal.
- Ideal para sistemas digestivos débiles.

Preparación

- Se prepara exactamente igual que el mijo; en este caso, no hace falta tostarla previamente y la cocción es más rápida, con veinte minutos es suficiente.

TRIGO SARRACENO

Origen

Es un falso cereal con forma de pirámide. Es oriundo de la región china de Manchuria; posteriormente, se introdujo en Rusia y Europa tras las incursiones de los tártaros y los turcos a finales de la Edad Media.

Propiedades

- Su principal componente son los carbohidratos de índice glicémico por debajo de 45. Muy recomendable para personas diabéticas.
- También contiene proteína, solo un 3,4%, y es rica en aminoácidos como la lisina y la arginina.
- Los minerales que forman parte de su composición son el magnesio, el cobre, el manganeso y el fósforo.
- Este grano, también llamado alforfón, contiene una importante cantidad de fibra en forma de celulosa y lignina; actúa de forma prebiótica para nuestras bacterias buenas en el intestino. El tipo de fibra que contiene, llamado almidón resistente, tiene una acción en el colon, donde es fermentada por parte de las bacterias que viven en esta zona y genera ácidos grasos de cadena corta, como el butirato con efectos protectores sobre las paredes intestinales.
- Contiene antioxidantes como la rutina y quercetina.
- Es un cereal muy energético por lo que es más recomendable consumirlo durante el día y reducir la cantidad para cenar.

Preparación

- Dejarlo en remojo toda la noche para inactivar los antinutrientes, y así aprovechar todas las vitaminas y minerales.

- Lavarlo con agua fría y tostarlo en una sartén sin aceite a fuego lento e ir removiendo hasta que el agua se haya evaporado.

- En la máquina de hacer arroz o una cazuela, cocer una taza de trigo sarraceno por dos de agua durante treinta minutos. Retirarlo y dejarlo reposar unos minutos.

AMARANTO

Origen

Este nombre de origen griego significa «inmortal». Fue adoptado en los Andes y en México junto con el maíz y el frijol. El apogeo de consumo de este grano fue en la época maya y azteca en Centroamérica.

Los guerreros aztecas lo consumían porque les confería una mayor resistencia física y mental.

Propiedades

- La base de datos de alimentos USDA (Departamento de Agricultura de Estados Unidos) muestra que 100 g de amaranto contienen 13,5 g de proteína (sobre todo metionina y lisina), 65,5 g de carbohidratos, 7 g de grasas (ácido oleico y ácido linoleico) y 6,7 g de fibra. Entre los minerales destacan: magnesio, fósforo, potasio, calcio y las vitaminas A y C.

- Las hojas tiernas del amaranto poseen un alto contenido en calcio, hierro y magnesio. Es importante cocinarlas para evitar los antinutrientes como los oxalatos y nitritos. En algunos países se consumen como acelgas o espinacas. Las proteínas que contiene son ricas en ácido aspártico y glutámico.

Preparación

- Lavarlo con abundante agua hasta que esta salga limpia.
- Escurrir bien y tostarlo (opcional).

- Poner en un cazo un vaso de amaranto por dos de agua, llevar a ebullición y cocer a fuego medio durante treinta minutos. Dejar reposar unos minutos.
- Una buena combinación es tomarlo con arroz integral.

TEFF

Origen

Llegado desde Etiopía, se consume desde hace más de cinco mil años. No se necesitan productos químicos para cultivarlo porque es inmune a plagas y enfermedades. Se consume integral.

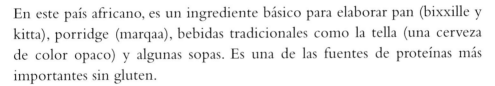

Desde siempre se ha empleado fermentado para elevar sus cualidades nutricionales, su digestibilidad y, así, reducir los antinutrientes.

En este país africano, es un ingrediente básico para elaborar pan (bixxille y kitta), porridge (marqaa), bebidas tradicionales como la tella (una cerveza de color opaco) y algunas sopas. Es una de las fuentes de proteínas más importantes sin gluten.

Propiedades

- 100 g de cereal contienen 4 g de grasas (sobre todo insaturadas), 75 g de carbohidratos (de absorción lenta), muy recomendable para la diabetes tipo 1 y 2, 10 g de proteínas (contiene los 8 aminoácidos esenciales), 10 g de fibra sobre todo soluble (efecto saciante), minerales como el calcio (130 g contienen la misma cantidad de calcio que un vaso de leche), cobre, hierro, magnesio, manganeso, fósforo, potasio, sodio y cinc. Vitaminas como la B12, ácido fólico y vitamina C.
- Muy recomendable para deportistas por su bajo índice glicémico y por su lenta absorción. Es especial por contener los ocho aminoácidos esenciales, sobre todo lisina, necesaria para la reparación muscular, producción de elastina y colágeno natural.
- Ideal en etapas de crecimiento y adolescencia.

Preparación

- Dejar en agua toda la noche.

- Lavar ligeramente el teff con abundante agua fría.

- Poner en un cazo una taza de teff y dos de agua. Añadir, si se quiere, una tira de alga kombu.

- Llevar a ebullición, bajar el fuego y cocer durante veinte minutos a fuego medio hasta que se evapore el agua.

- Dejar reposar unos minutos.

- Durante el proceso de cocción podemos añadir algunas verduras u otros ingredientes como si cocinásemos unas lentejas.

- Se puede usar también para elaborar panes, bizcochos, barritas energéticas para deportistas, papillas de bebé, etc.

BONIATO

Origen

Oriundo de Sudamérica y de América Central, se encontró hace más de ocho mil años en lo que hoy es Perú.

Llegó a Europa a finales del siglo xv de la mano de Cristóbal Colón.

Propiedades

- La patata y el boniato no son cereales y son una buena fuente de carbohidratos.

- El boniato es rico en hidratos de carbono complejos, en vitamina C (antioxidante), ácido fólico, potasio y provitamina A, en forma de betacaroteno, y vitamina B9, que nos ayuda a mejorar y proteger el sistema inmune. Ideal para tomarlo en invierno y otoño, que son sus mejores temporadas.

- Tiene un aminoácido esencial, la metionina, rico en azufre, que ayuda, por tanto, a depurar el hígado. También ayuda a mantener el nivel de azúcar en la sangre.

Preparación

- Hay que cocerlo bien, porque, si no, es indigesto. Si se hace al vapor con piel durante veinte minutos, mantendrá su alto contenido en agua (un 60% de su peso).

- Para elaborar chips de boniato: cortarlo en rodajas y cocer en el horno a 180 °C; ir vigilando hasta que cambie de color y adquiera una textura crujiente.

PATATA

Origen

Fue cultivada por primera vez hace ocho mil años en la región situada entre los Andes del sur de Perú y en el extremo noroeste de Bolivia.

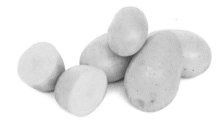

Los españoles trajeron las patatas a Europa.

Consideraciones

- El índice glucémico es elevado, de setenta; sin embargo, es más importante tener en cuenta la carga glucémica, que es la que cuantifica el impacto sobre la glucemia de una porción o ración habitual de un alimento con determinado IG.

Categorías del IG

- IG alto: mayor o igual a 70
- IG medio: 56-69
- IG bajo: 0-55

Clasificación de las cargas glucémicas

- CG alta: mayor o igual a 20
- CG media: 11 a 19
- CG baja: menor o igual a 10

Si comemos 20 g de patata hervida (el índice glicémico siempre es el mismo), pero la carga varía en función de la ración, entonces los 20 g tendrán una carga de 13; 60 g, un plato grande, tendrá 39; uno mediano, 26.

Propiedades

- Rica en fibra, que, sobre todo, se concentra en la piel como la vitamina C.

- Fuente de aminoácidos lisina y triptófano.

- Minerales: cinc, potasio, magnesio, cobre y hierro.

- Vitaminas: vitamina C y del grupo B.

- Es rica en almidón tipo 3, que aparece cuando cocinamos la patata. Es importante dejarla enfriar e, incluso, mantenerla en la nevera un rato, para que el almidón cambie su estructura y se convierta en el alimento de nuestras bacterias buenas, favoreciendo la protección de nuestro intestino.

- El jugo de patata cruda tiene un efecto alcalino, ayuda a mejorar la digestión y a calmar el malestar de estómago. Muy indicado en caso de gastritis, para depurar el hígado y la vesícula. Es muy utilizado en Japón para tratamientos de hepatitis. También ejerce una acción antiinflamatoria. Es recomendable mezclarlo con zumo de limón cuando se padece artritis. Para obtenerlo, cocer dos patatas medianas con medio vaso de agua. Pelarlas y trocearlas. Luego, batirlas o licuarlas con o sin el agua hasta obtener el jugo.

Preparación

- La cocción más sana es con la piel y al vapor.

- Se puede cocinar al horno, también con la piel, a unos 140 °C y con hierbas aromáticas y aceite de oliva.

- Si se cocinan con agua, se pierden la vitamina C y el potasio.

- Para freírlas, se debe utilizar aceite de oliva virgen y sumergirlas. No reutilizar el aceite más de dos veces.

MAÍZ

Un estudio publicado por el PubMed en 2012 alerta del consumo de este cereal a aquellas personas celíacas y que siguen teniendo incomodidades digestivas. Conviene retirarlo de la dieta, ya que contiene algunas prolaminas (zeínas) con efectos inflamatorios que irritan el sistema digestivo, como ocurre con el gluten del trigo. En este caso, hay que estar atentos a los síntomas después de evitar su ingesta.

Otro estudio afirma que estas prolaminas del maíz pueden encajar y enlazarse con los mismos receptores autiinmunológicos que causan la celiaquía.

También hay que observar la diferencia entre el maíz genéticamente modificado o tratado con pesticidas (como el glufosinato) y el ecológico. Por otro lado, una vez que el intestino recupera la normalidad, se puede volver a incorporar y observar qué ocurre.

Las pruebas en contra del glufosinato son tan contundentes que lo han situado entre los veintidós pesticidas que deberán dejar de producirse en Europa, por riesgo grave para los niños más pequeños. Se cita en una tesis que publicó la Autoridad Europea de Seguridad Alimentaria en 2005.

Se utiliza como ingrediente en los siguientes productos:

- Harinas sin gluten
- Edulcorante refinado
- Chicles y gominolas
- Productos sin gluten

ZUMOS DETOX, INFUSIONES Y SOPAS

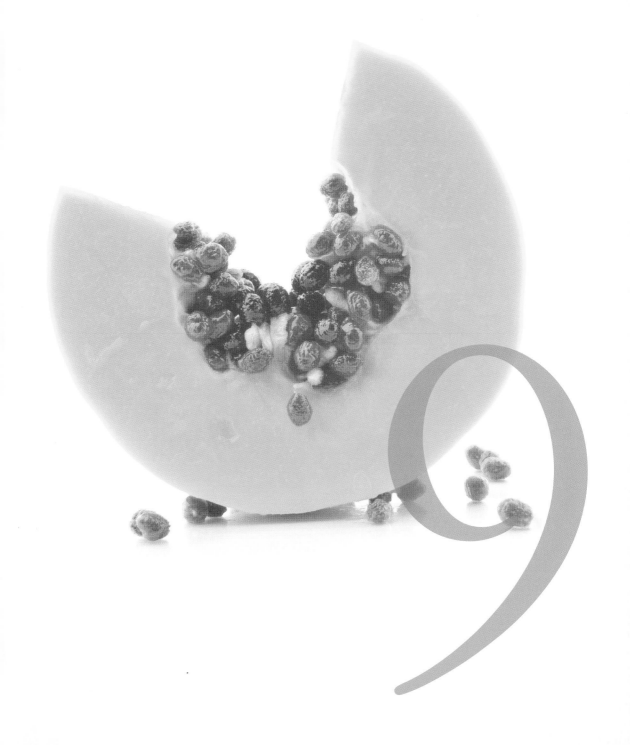

Zumos detox

Existen muchos tipos de bebidas, pero no todas son igual desde un punto de vista nutricional. Entre las que aportan un mayor número de nutrientes están los zumos, que proporcionan una buena cantidad de beneficios al organismo.

Es mejor tomarlos poco a poco y siempre con el estómago vacío, para observar la tolerancia a los ingredientes que utilizamos.

Los zumos verdes nos ayudan a mejorar nuestra salud por la combinación de vitaminas, minerales y enzimas que contienen. Es importante usar una licuadora *cold press juicer* para no someter a las frutas y verduras a una temperatura superior a 45 °C; así no se pierden los nutrientes. Incluso con esta licuadora se puede elaborar bebida de almendra, dejando las almendras en remojo toda la noche; al día siguiente, se ha de tirar el agua y pasarlas por la licuadora con agua mineral; la proporción sería 250 g de almendra por 750 ml de agua.

Tal y como indica el nombre, el ingrediente principal es la verdura de hoja verde: kale, perejil, lechuga, espinacas, col, diente de león, acelgas, apio, pepino, etc. También se pueden añadir frutos rojos con propiedades antiinflamatorias como: granada (dejar trocitos de piel blanca porque también tienen propiedades antiinflamatorias), arándanos, uva negra, grosella, fresas o frambuesas. Es bueno agregar el zumo de medio limón e incluso dejar un trocito de piel. Puede resultar beneficioso incorporar un poco de cúrcuma, jengibre o un chorrito de aceite de oliva virgen que nos ayudará a asimilar mejor las vitaminas y reducirá la subida de azúcar en sangre. Cabe recordar que es mejor usar ingredientes de temporada.

PROPIEDADES DE LOS ZUMOS VERDES

- Son ricos en vitaminas y minerales. La recomendación es tomar cinco raciones de frutas y verduras al día. Con estos zumos ya cubrimos parte de nuestras necesidades. Son una fuente de antioxidantes, que nos ayudarán a eliminar los radicales libres y tendrán un efecto preventivo ante el envejecimiento.

- Los vegetales de hoja verde son ricos en clorofila. A comienzos del siglo XX, el químico alemán, Richard Wilsstatter, descubrió que la estructura de la clorofila era prácticamente idéntica a la de la hemogoblina de la sangre (la encargada de transportar el oxígeno a las células), con la única salvedad que el núcleo de la primera tiene magnesio y la de la segunda, hierro. Así, cuando tomamos clorofila, esta se transforma en hemoglobina, con lo que aumenta la oxigenación de la sangre. La hierba de trigo (*wheatgrass*), que no tiene gluten, es una de las sustancias que contiene más clorofila.

- El cuerpo necesita un ambiente alcalino para mantener los tejidos, ya que, si es ácido, se podrán dañar. El pH de la sangre es de 7,45, ligeramente alcalino. Los vegetales y las frutas, entre otros alimentos, como el umeboshi, tienen un efecto alcalino sobre nuestro organismo.

- Aportan fibra soluble, que es un regulador intestinal. La licuadora nos separa la fibra soluble de la insoluble. Si tienes problemas de colon irritable o sensación de tripa hinchada, es mejor colar el zumo antes de beberlo para eliminar la fibra. Y, poco a poco, introducir pequeñas cantidades de fibra para alimentar a las bacterias buenas del intestino.

- Proporcionan energía de más calidad que una taza de café. Y es una buena manera de empezar el día.

A estos zumos podemos añadirles algún superalimento. Ahora están de moda y cada uno tiene propiedades diferentes que se pueden adaptar a cada necesidad. En general, son ricos en vitaminas, minerales, antioxidantes y enzimas, y además son cien por cien naturales.

Hoy en día, debido a la contaminación, desmineralización de los suelos, mala alimentación, estrés, enfermedades, abuso de medicamentos, fatiga, etc., necesitamos un extra. Y, por supuesto, la mejor manera de obtenerlo es a través de los alimentos de origen natural.

Lo ideal es ir variando frutas, verduras y también estos superalimentos (basta añadir una cucharada sopera de uno o varios en la bebida). Y, sobre todo, probar sabores nuevos.

SUPERALIMENTOS

Polvo de ortiga

- 100 g de polvo de ortiga equivalen a 500 g de ortiga fresca.
- Rico en fibra.
- Contiene: calcio, magnesio y potasio.

Polvo de bayas de maqui

- Rica en vitamina C, protege nuestro sistema inmunológico.
- Alto contenido en polifenoles y antocianinas.

Polvo de açaí

- La baya de açaí proviene de la zona del Amazonas y es muy rica en antioxidantes.

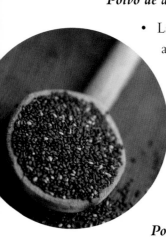

Polvo de semillas de chía

- Rica en ácidos grasos esenciales omega-3 y 6. La relación omega-3 y 6 es de 3:1.
- Contiene proteína de alta calidad, así como minerales (hierro y calcio) y vitaminas.
- Es ideal para mantener un correcto funcionamiento del intestino.

Polvo de semillas de cáñamo

- Alto contenido en fibra, es recomendable tomarla en casos de estreñimiento.
- Rica en ácidos grasos poliinsaturados.
- Proteína de alto valor biológico y de fácil digestión, que además contiene los ocho aminoácidos esenciales.
- Ideal para niños en etapas de crecimiento y deportistas. Además, ayuda a reparar los músculos y es recomendable para personas vegetarianas o que necesiten un aporte de proteína extra.
- La cáscara contiene calcio y potasio.
- Vitamina A y E.
- Ayuda al buen funcionamiento del sistema inmunológico.

Polvo de moringa

- Se conoce como el árbol milagroso. Sus deliciosas hojas contienen un alto potencial antioxidante, de sesenta mil unidades ORAC (capacidad de absorción de radicales de oxígeno).

Polvo de bayas de Goji

- Son famosas por su poder curativo; la población tibetana las considera como las bayas de la eterna juventud.
- Son ricas en antioxidantes y aminoácidos. Contienen más de veinte vitaminas y minerales.
- En la cultura asiática se usa para retrasar el envejecimiento, equilibrar las hormonas, luchar contra los virus, etc.

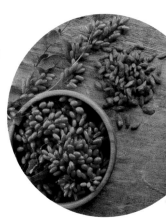

Polvo de alfalfa

- La alfalfa significa «padre de todos los alimentos».
- Con alto contenido en ácido fólico, ayuda el sistema inmunológico, disminuye el cansancio y la fatiga.
- La vitamina K ayuda a la coagulación de la sangre y a la conservación de los huesos.

Polvo de baobab

- Rico en fibra y vitamina C, además refuerza el sistema inmunológico, y ayuda en la absorción del hierro y en la formación del colágeno.

Semillas de lino

- Contienen ácidos grasos y fibra, y son conocidas por ayudar a combatir el estreñimiento y eliminar toxinas del cuerpo.
- También podemos añadir el aceite de linaza como sustituto del aceite de oliva o coco.

Polvo de maca

- Es un nutriente que aumenta la fuerza y la resistencia. También es conocido por que aumenta la libido y la fertilidad, tanto en hombres como en mujeres.
- Crece en los Andes peruanos a una altura superior a 3700 m.

- Es una planta adaptógena, que ayuda al organismo a adecuarse frente el estrés físico y emocional.
- Ideal para deportistas, pues aporta energía y resistencia.

Polvo de guaraná

- Proviene de la zona del Amazonas.
- La cafeína que contiene se va liberando poco a poco, ya que la cafeína del guaraná está ligada a otras sustancias que tardan más en reducirse.
- Ideal para deportistas o como sustituto del café o el té.

Polvo de camu-camu

- Proviene de Perú.
- Contiene mucha vitamina C y mejora la absorción del hierro por el intestino en un 85%.
- También contiene vitaminas del grupo B (B1, B2 y B3), y minerales (calcio, fósforo, potasio y hierro), antocianinas y bioflavonoides.

Polvo de espirulina

- Alga dulce de lago.
- Rica en proteínas y ácidos grasos poliinsaturados.
- Tiene poder saciante y es mejor tomarla veinte minutos antes de las comidas.
- Rica en clorofila con poder alcalino y desintoxicante.
- Refuerza el sistema inmunológico y vascular.
- Contiene vitamina B12, recomendable para vegetarianos.

Polvo de ashwagandha

- Conocido como el «ginseng indio», es una de las plantas más importantes de la medicina ayurvédica. Se utiliza para tratar el insomnio, la fatiga, el estrés y para mejorar la concentración y la memoria.
- Propiedades antiinflamatorias.

Polvo de hierba de trigo o **wheatgrass**

- Se obtiene a partir de la hierba tierna del trigo (no contiene gluten).

- Aporta nutrientes de fácil absorción, sobre todo, vitaminas del grupo B, C, E, K, y betacaroteno. Además de minerales como el calcio, hierro, fósforo y potasio. También aminoácidos y gran cantidad de clorofila.
- Limpia los intestinos, regula la digestión y mejora la absorción de nutrientes en el intestino delgado. También tiene efecto antiinflamatorio.

Polvo de reishi

- Tiene efectos antiinflamatorios y anticancerígenos.
- Contiene polisacáridos PS-G solubles en agua que fortalecen el sistema inmunológico y actúan como antioxidante.
- También contiene proteínas.
- Regula la digestión y elimina toxinas.
- Contiene minerales como fósforo, calcio, magnesio, potasio, sodio, cinc, manganeso, hierro y cobre, y sustancias bioactivas como ergosterol, cumarina, alcaloides, etc.

Virutas de cacao cien por cien puro

- Contiene más de trescientas sustancias activas como serotonina (antidepresivo natural), anandamida (genera sensaciones de placer), teobromina y dopamina (estimulación del sistema nervios).
- Para los mayas y los aztecas fue el árbol sagrado.
- Rico en antioxidantes.

Es indispensable fortalecer nuestro intestino o sistema digestivo, y eliminar el origen del problema mediante una buena alimentación y disminuyendo o evitando en nuestra dieta los azúcares refinados, gluten y lácteos. Hay que incluir los alimentos o suplementos que favorecen o protegen nuestro intestino y digestión, como: probióticos, prebióticos, kuzu, umeboshi… Es recomendable, si no estás acostumbrado a tomar alimentos crudos, ir introduciendo los zumos poco a poco; es decir, empezar con medio vaso durante una semana y después tomarlo entero. Con el paso del tiempo, incluso se puede beber un vasito un poco antes de cada comida. Primero desayuno, después comida y, finalmente, cena.

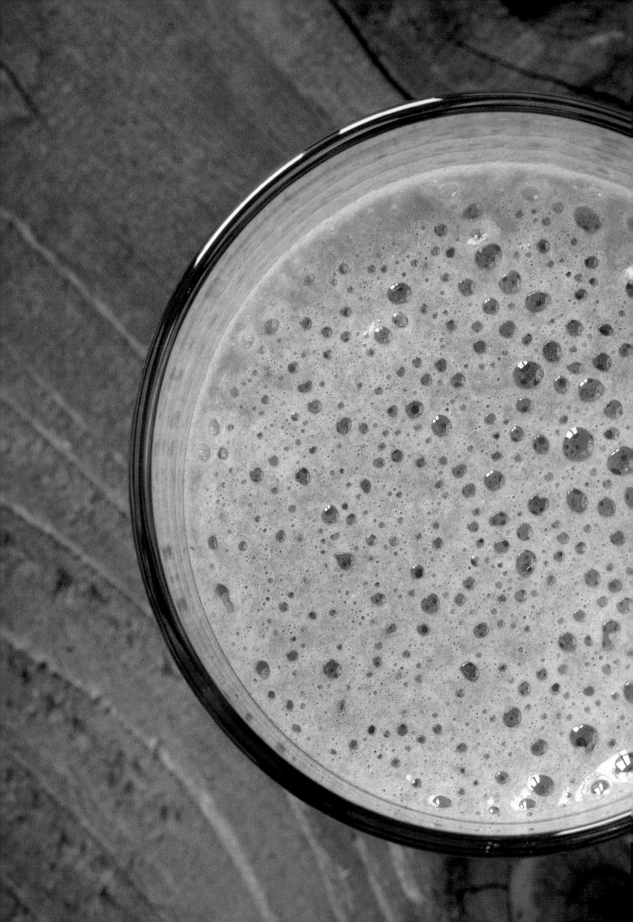

¿CÓMO PREPARAR UN BUEN ZUMO?

- Todos deben incluir vegetales de hoja verde: kale, perejil, brécol, espinacas…
- Incorporar alimentos ricos en vitamina C: limón, kiwi, kale, perejil, pomelo, jengibre…
- Agregar algún superalimento.
- Incorporar también alguna fruta de temporada o bayas con efecto antiinflamatorio (frambuesas, arándanos, etc.).
- Utilizar un exprimidor de zumos *cold-press* (extracción en frío, por masticación o prensado). Es la manera de evitar el calentamiento de los alimentos y, por tanto, la oxidación; así se mantienen las vitaminas y las enzimas, y guardan todo el sabor y el aroma.

RECETAS Y PROPIEDADES DE ZUMOS DETOX

- Para proteger el sistema digestivo
- La mejor alternativa al café
- Energético
- Regenerador
- Remineralizante
- Antioxidante
- Antiestrés
- Rejuvenecedor

Zumos detox

Protege tu sistema digestivo

Ingredientes

2-3 hojas de kale
1/2 pomelo
1 manzana
1 cucharada de aloe vera líquida

Preparación

Pelar el pomelo y lavar la manzana, secar esta y trocear ambos. Lavar las hojas de kale, secarlas también y triturarlas con el resto de los ingredientes.

Propiedades

Incorporar el jugo de aloe vera a tus zumos puede resultar de gran ayuda para aliviar una úlcera de estómago; proteger las paredes del estómago y de los intestinos; mejorar el síndrome de colon irritable y regular la flora intestinal.

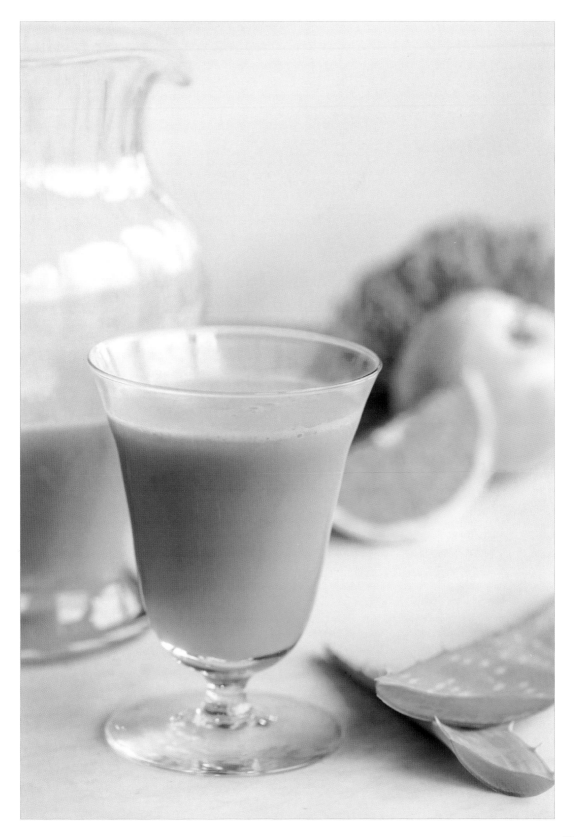

La mejor alternativa al café

Ingredientes

1 cucharada de hierba de trigo *wheatgrass* en polvo
½ limón con un poquito de piel (opcional), también puedes dejar la parte blanca es muy rica en antioxidantes
1 plátano
2 zanahorias; si son ecológicas, puedes dejar la piel

Preparación

Exprimir el limón y filtrar el zumo. Raspar la zanahoria, lavarla y trocearla. Pelar el plátano y partirlo en rodajas. Triturar todo estos ingredientes con el *wheatgrass*.

Propiedades

El germinado de trigo o *wheatgrass* contiene todos los aminoácidos esenciales y son de fácil absorción. Su contenido en vitaminas, minerales y antioxidantes es elevado. Por ejemplo, una ración de 28 g en fresco cubre el 4% de las necesidades diarias de betacaroteno (contiene 120 UL de vitamina A). Los carotenos, que intervienen en el proceso de la visión, modulan el proceso de diferenciación y proliferación celular y son importantes para el buen funcionamiento de las mucosas, la piel, el crecimiento de los huesos, la reproducción y el sistema inmunitario. Y aporta un 6% de las necesidades diarias de vitamina E.

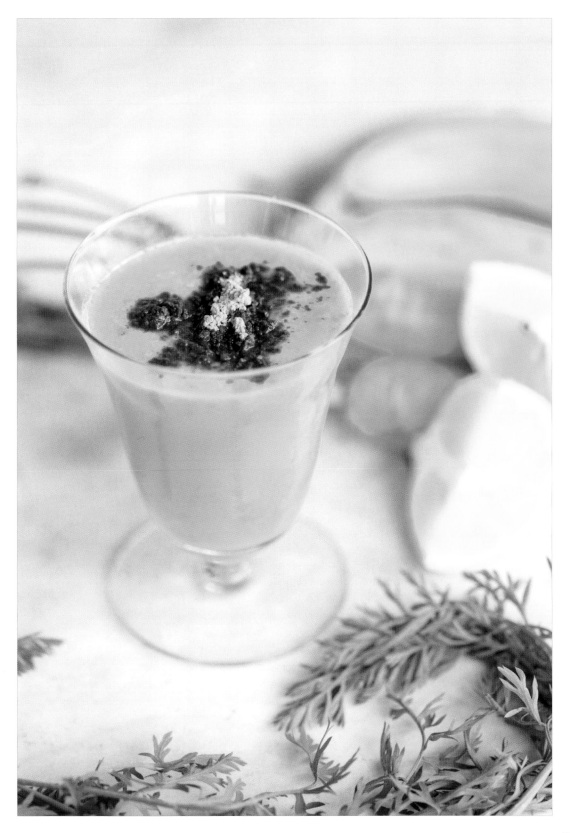

135

Energético

Ingredientes

4 ramitos de brécol

½ hinojo

2 zanahorias

2-3 fresas

1 lima o limón

1 trocito de raíz de cúrcuma sin piel

1 cucharadita de aceite de oliva o de coco

Preparación

Exprimir la lima o el limón y pasar el zumo junto con el resto de los ingredientes, alternando los que tienen más agua con los que tienen menos. Mezclar con el aceite de oliva que nos ayudará a asimilar mejor las vitaminas y aprovechar las múltiples propiedades de la cúrcuma.

Propiedades

Los limones se han utilizado de forma tradicional en numerosos remedios naturales. Sus aplicaciones son múltiples: refrescan el organismo, calman la sed, son ricos en vitamina C, antioxidantes y bioflavonoides, que fortalecen los capilares sanguíneos. Estimulan el hígado, aumentan la secreción biliar y tienen un efecto alcalino. En el licuado lo ideal es añadir tanto la piel rallada como el zumo del limón para aprovechar todas sus propiedades. Beber por la mañana jugo de limón con agua caliente o templada es una buena manera de empezar el día y alcalinizar. La cúrcuma se utiliza como apoyo de procesos inflamatorios, para aliviar dolores articulares y musculares. También ayuda a mantener la salud del hígado.

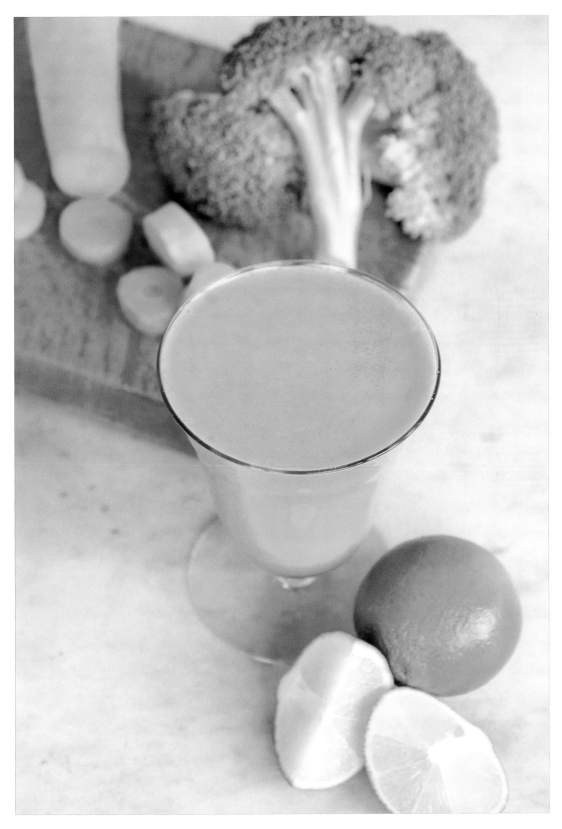

Regenerador

Ingredientes

1 patata
1 remolacha
2 zanahorias
1 cucharadita de polvo de reishi (opcional)

Preparación

Pelar la patata y la remolacha, lavarla y trocearla. Trocear la zanahoria. Pasar todos los ingredientes por la licuadora y, al final, añadir el polvo de reishi.

Propiedades

El jugo de patata cruda es alcalino y ejerce una acción antiinflamatoria. Es muy recomendable para mejorar la digestión y calmar el malestar de estómago ante una indigestión o una digestión pesada. Podemos elaborarlo con agua (la receta la encuentras en el capítulo ocho en el apartado de la patata). También es beneficioso en caso de gastritis, una afección muy común que conlleva la irritación de la mucosa gástrica.

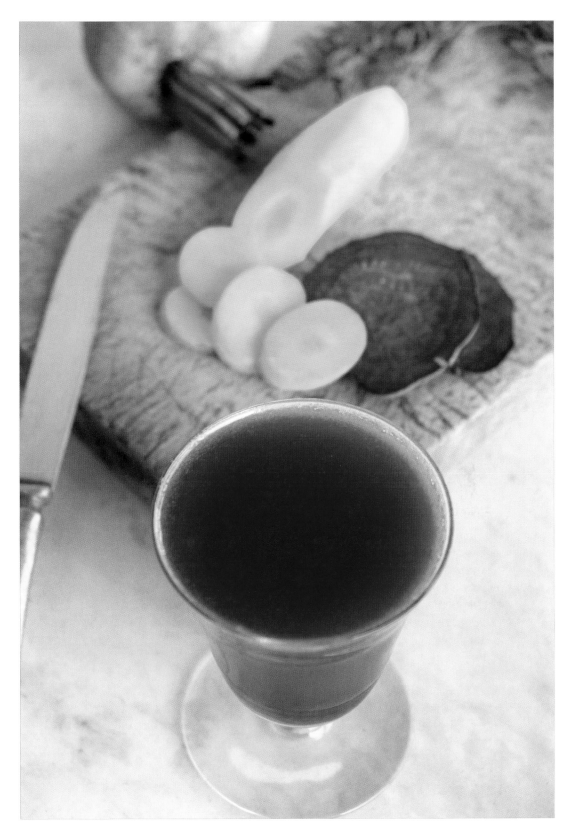

Remineralizante

Ingredientes

2 rodajas de piña
Un puñado de perejil
Medio vaso de agua de coco
Una cucharada de ashwagandha en polvo (opcional)

Preparación

Pelar la piña, retirar el tronco central y trocear. Lavar el perejil. Licuar ambos y mezclar con el agua de coco y la glutamina.

Propiedades

El coco es uno de los alimentos con más electrolitos de la naturaleza. Estos son sales ionizadas que transportan la energía por el organismo. En Hawái, las madres que no pueden alimentar a sus bebés los amamantan con agua de coco. También está indicada para aquellas personas que sufren colitis, úlceras gástricas, debilidad de estómago o estreñimiento. Si estamos estresados y fatigados, con falta de concentración, podemos añadir una cucharada de ashwagandha.

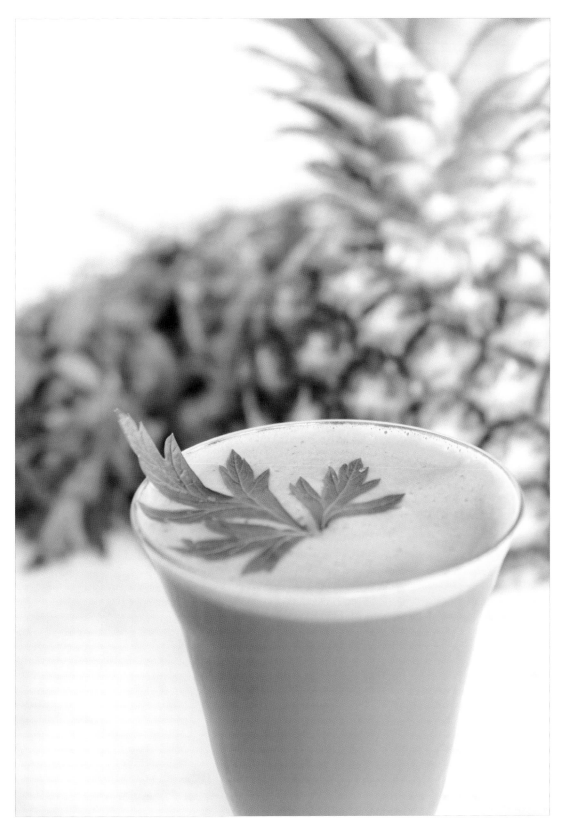

Antioxidante

Ingredientes

1 remolacha grande o 2 pequeñas
2 ramas de apio
1 manzana o frutos rojos
1 cucharada de polvo de baobab

Preparación

Pelar la remolacha y cortarla a trocitos. Limpiar el apio. Lavar la manzana y trocearla. Licuar todos los ingredientes y mezclar con el polvo de baobab.

Propiedades

El baobab, llamado también el «árbol de la vida», tiene su origen en Sudáfrica. Se puede adquirir en forma de polvo y contiene más antioxidantes que los frutos silvestres. Tiene cinco veces más vitamina C que una naranja y protege al organismo frente a los radicales libres. Además de aportar un equilibrio entre fibra soluble e insoluble, parece que es el responsable del crecimiento de algunas bacterias de la microflora intestinal, de efecto prebiótico.

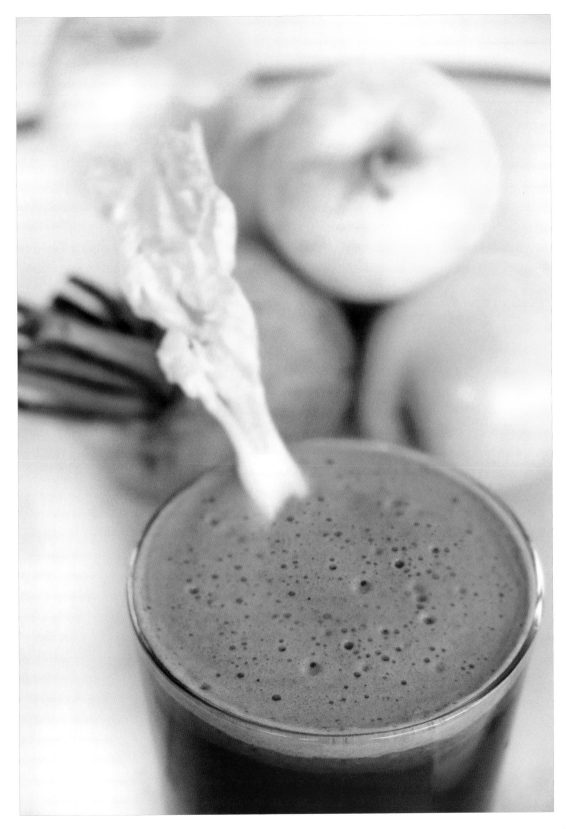

Antiestrés

Ingredientes

Unas hojas de lechuga
Unas hojas de espinacas
Un trocito de apio
½ manzana
½ pera
1 plátano
1 cucharada de maca

Preparación

Lavar la lechuga, las espinacas y el apio. Lavar también la pera, la manzana. Pelar el plátano y trocearlo. Pasar todos los ingredientes por la licuadora y añadir la maca.

Propiedades

Es una planta adaptógena, es decir, ayuda al organismo a adaptarse y hace frente al estrés físico, emocional y ambiental. Es un zumo muy recomendable en periodos de mucho estrés. La lechuga, asimismo, tiene propiedades sedativas y estimulantes de las glándulas digestivas; además es alcalinizante y remineralizante.

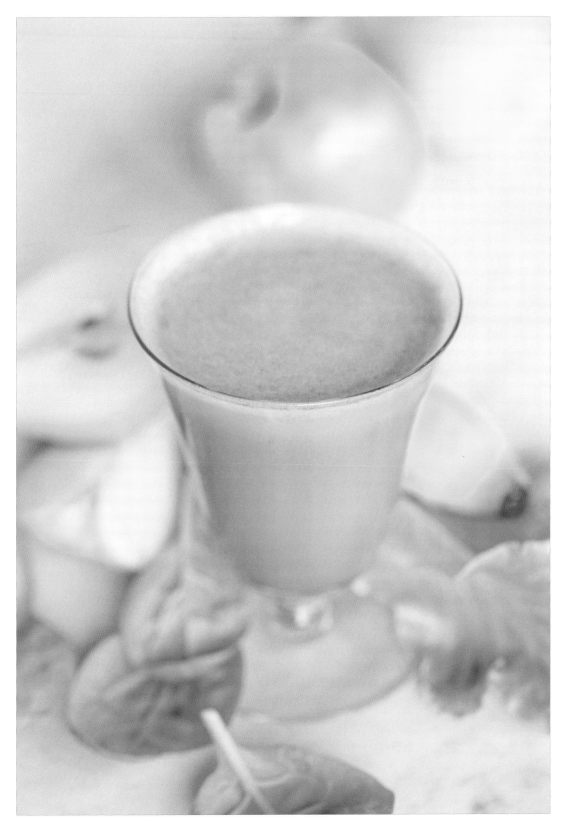

Rejuvenecedor

Ingredientes

½ pepino
1 trocito de apio
1 puñado de perejil
1 trocito de jengibre
1 trocito de cúrcuma
½ limón
un puñado de frutos rojos
1 cucharadita de aceite de oliva o coco
1 cucharadita de bayas de Goji

Preparación

Pelar el jengibre y la cúrcuma. Lavar y cortar el perejil, el apio y el pepino. Pelar el limón dejando un trocito de piel. Lavar los frutos rojos. Pasar todos los ingredientes por la licuadora y agregar el aceite de oliva y el polvo de bayas.

Propiedades

Los frutos rojos o los silvestres como las bayas de Goji, consideradas como la eterna juventud, el camu-camu y el açaí, originarios de Sudamérica, las moras, los arándanos o las frambuesas son frutos muy ricos en antioxidantes, ya que contienen un alto porcentaje de flavonoides. Sus propiedades son muchas: antiinflamatorias, acción antibacteriana, estimuladores del sistema inmunológico, antienvejecimiento y reducción del riesgo de sufrir enfermedades cardiovasculares. El camu-camu y el açaí se suelen vender en polvo, por lo que se pueden añadir fácilmente a batidos y zumos verdes.

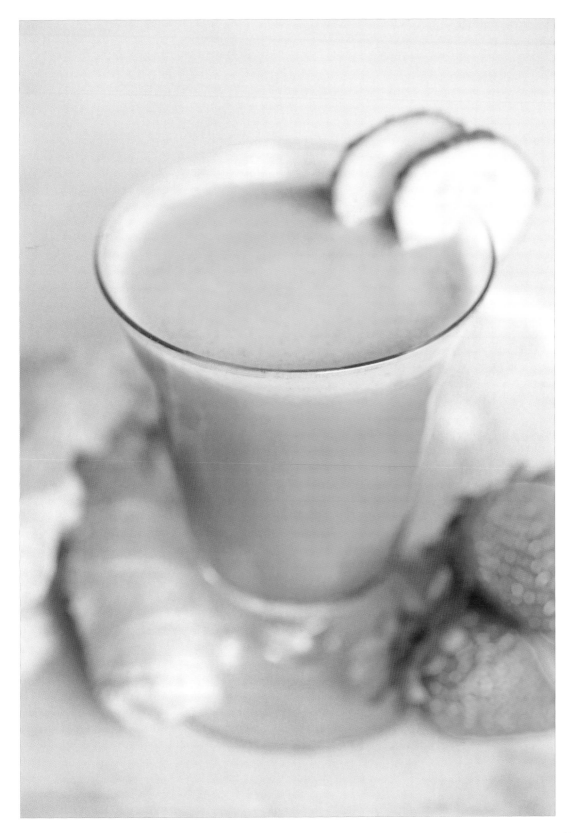

Infusiones

Té rooibos

Su nombre significa «arbusto rojo». En el sur del contienen africano es la bebida estrella. Lo beben de diferentes maneras: frío, caliente con hielo o incluso aromatizado con especias o frutas deshidratadas. Como no contiene teína, lo puede tomar toda la familia.

Propiedades

Según un estudio realizado por un equipo de científicos de diversas naciones, este té ayuda a hacer la digestión. Los flavonoides que contienen sus hojas ejercen un efecto calmante sobre el sistema digestivo, por lo que está indicado para mejorar las molestias gastrointestinales, la acidez de estómago, las diarreas… En Sudáfrica, las madres palían los cólicos de sus bebés con esta bebida templada.

Cómo prepararlo

Hervir agua y agregar a la tetera un saquito o unas hebras de té rooibos.
Dejar reposar solo unos minutos, colarlo o retirar el saquito.

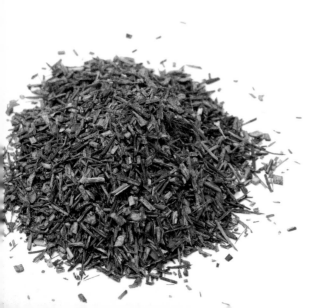

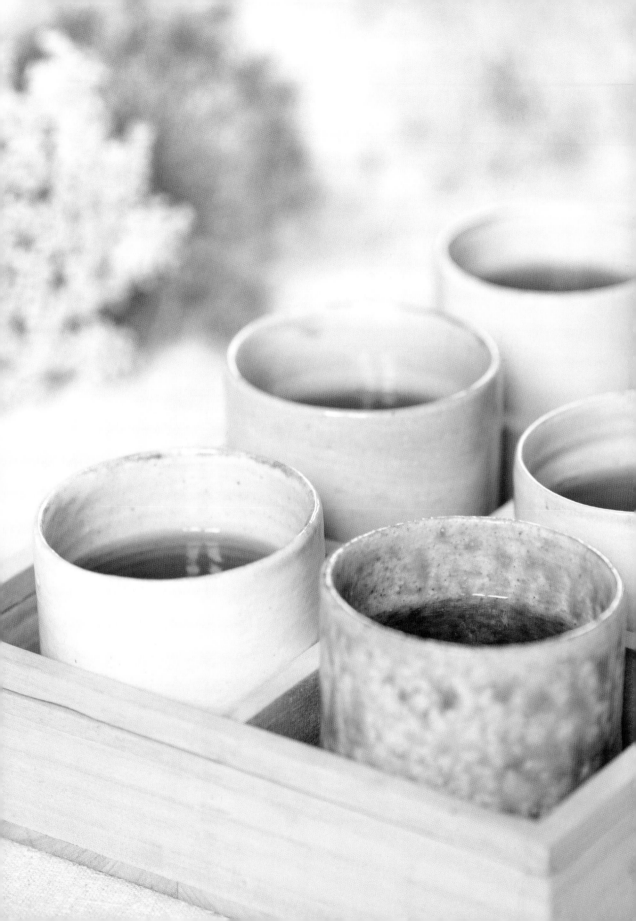

Té de tres años (bancha o hojicha)

Es el tipo de té verde que más se consume en Japón, donde coloquialmente se le denomina «té de los pobres». En japonés, *bancha* significa «cosecha tardía», porque se produce con las hojas sobrantes de la primera cosecha. Si se tuesta y luego se prepara en infusión, el resultado es un té con un aroma más malteado, llamado «té hojicha».

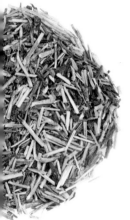

Propiedades

Es digestivo, alcalinizante y con poca teína. Proporciona un buen número de minerales como magnesio, calcio, potasio y flúor. Se utiliza para tratar problemas de sueño y ansiedad (sobre todo por la combinación de las propiedades del magnesio, relajante muscular natural, con un té bajo en teína). Si se consume después de un momento de crisis nerviosa, ayuda a reponer los electrolitos y minerales perdidos.

Cómo prepararlo

Infusionar a 80 °C una cucharadita de hojas de té bancha (4-5 g). Nunca debe llegar a hervir. Tapar y dejar reposar 3 minutos. Las mismas hierbas de esta infusión se pueden reutilizar para todas las infusiones de un día (valen para unas tres o cuatro tazas).

Kukicha (ramitas)

Contiene los tallos del té bancha, que se cosecha a los tres años. Las ramitas se tuestan y de él se obtiene un té verde, con escasa teína y de sabor muy suave.

Propiedades

Es remineralizante, alcalinizante y ayuda a superar el cansancio. Es digestivo y tiene propiedades similares al bancha. Como no tiene teína, lo pueden tomar los niños combinado con bebida de arroz o cáscara de limón o naranja.

Cómo prepararlo

Hervir una cucharadita en un vaso de agua 5 minutos a fuego lento y tapado. Dejar reposar 10 minutos. En infusión, mezclar una cucharadita de té bancha con una de jengibre rallado y añadir agua hirviendo. Dejar reposar 7 minutos.

Té matcha

Es un té verde japonés elaborado con las hojas más delicadas de la planta, que se machacan hasta que se convierten en polvo. Se cultiva a la sombra durante las semanas previas a la recolección, lo que provoca que se eleve considerablemente el contenido de clorofila y de aminoácidos en sus hojas. Este proceso le da un tono verde brillante y un contenido nutricional superior al del té que se cultiva en zonas soleadas. El polvo de matcha se disuelve en agua para absorber mejor sus antioxidantes.

Propiedades

Contiene la misma cantidad de antioxidantes que diez tazas de hojas de té verde. Los antioxidantes neutralizan la acción de los radicales libres (responsables del envejecimiento celular) y ayudan a mejorar las defensas, a reducir la inflamación y a prevenir la aparición de enfermedades degenerativas. Su contenido en fibra mejora el tránsito intestinal y regula el nivel de azúcar en sangre. Mejora el rendimiento intelectual gracias a la L-teanina, un aminoácido específico del té que estimula la producción de ondas alfa, que conducen a un estado de relajación.

Cómo prepararlo

Se puede tomar frío o caliente, y mezclado con otros ingredientes. En la ceremonia japonesa del té, conocida como *chanoyu* (茶の湯), el anfitrión lo prepara individualmente para cada invitado. Para hacerlo, se requiere un bol (*chawan*), una espátula de bambú (*chazaku*), un batidor de bambú (*chasen*) y agua caliente. Hay que mezclar 1,5 g de té en el bol y verter agua caliente a 90 °C, hasta una tercera parte de su capacidad. Batir con una cuchara hasta que produzca espuma.

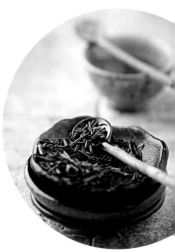

También podemos elaborarlo como un batido. Para eso hay que triturar un vaso de bebida vegetal, hielo triturado, medio plátano, media cucharada de matcha y un dátil, hasta que la mezcla esté cremosa.

Té kombucha

Se elabora a partir de un té endulzado que ha sido fermentado por una colonia simbiótica de bacterias y levaduras llamadas SCOBY (*Symbiotic Culture Of Bacteria and Yeast*). El resultado es una textura efervescente y con un sabor parecido al del vinagre de manzana, dependiendo del té original. De origen asiático, se le denomina el «té de la inmortalidad». Los primeros datos que se tienen de este té se remontan al 221 a. C., durante la dinastía china Tsin.

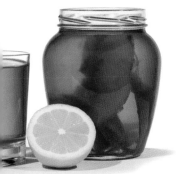

Propiedades

La medicina tradicional china lo ha utilizado durante más de dos mil años, debido a sus efectos beneficiosos, sus propiedades depurativas, antioxidantes, energéticas y reconstituyentes del sistema inmunológico. Mejora problemas digestivos y del tránsito intestinal, fortalece el sistema inmunológico, normaliza la presión arterial, combate la artritis y disminuye el dolor de las articulaciones.

Ingredientes:

1 SCOBY

1 litro de agua filtrada

2 bolsitas de té (negro es el más habitual, verde o rojo)

¼ taza o 60 g de azúcar blanco

Cultivo iniciador (½ taza o 120 ml de kombucha de un lote anterior o, si no, vinagre de manzana)

Cómo prepararlo

Llevar el agua a ebullición. Retirarla y añadir las bolsitas de té. Dejar reposar entre 10 y 20 minutos. Agregar el azúcar y remover hasta disolverlo. Dejar enfriarlo, cubriéndolo con un paño. Después, verter el té en un bote de cristal e incorporar la SCOBY y el cultivo iniciador. Tapar el bote con un paño y sujetarlo con una goma. Dejarlo 10 días en un lugar lejos de la luz del sol, oreado y cálido, que tenga una temperatura entre 21 y 26 °C. Si se quiere un té más dulce, basta con dejarlo 7 días; si se desea una bebida baja en azúcares, hay que alargar el proceso de fermentación de 14 días a 3 o 4 semanas. Cabe tener en cuenta que cuanto más se fermenta, más fuerte y avinagrado será su sabor. Es conveniente dejar el té en la nevera para evitar al máximo la fermentación y que se forme ácido carbónico (con lo que perdería dulzor).

Sopas y cremas

Sopa regeneradora

Propiedades

El miso contiene enzimas naturales que ayudan a disolver y digerir mejor los alimentos. Por otro lado alcalinizan, equilibran la flora intestinal y ayudan a eliminar toxicidades como contaminación, tabaco, metales pesados, etc.

Ingredientes

1 cebolla

1 hoja de col

Verduras de temporada: apio, puerro, nabo, calabaza, hinojo…

Un trocito de alga wakame, remojada y troceada

1 l de agua mineral

1 cucharada de aceite de sésamo, de aceite de oliva o de almendra

1 cucharada de miso de arroz

Perejil fresco picado

Aceite de oliva

Sal

Preparación

Limpiar las verduras, lavarlas y trocearlas. Cocer la verdura con el agua y con el resto de los ingredientes, excepto el miso, unos 30 minutos. Añadirlo entonces, disuelto en un poco del caldo de cocción, y remover. Incorporar al caldo unos fideos de arroz o unos trocitos de sepia o calamar.

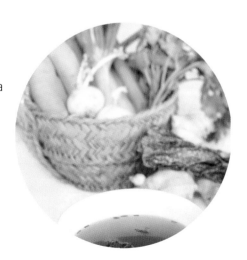

Caldo depurativo y mineralizante

Propiedades

Es ideal para eliminar toxinas a través del hígado y riñón y a la vez aporta minerales a nuestro organismo. Si se le añaden unas gotas de zumo de limón y jengibre rallado, se consigue un buen ph en el estómago, lo que favorece una buena digestió y absorción de alimentos.

Ingredientes

2 l de agua

2 cebollas

2 zanahoria

1 nabo

1 trozo de alga kombu de 10 cm

1 trozo de alga wakame de 10 cm

3 rodajas de jengibre (sobre todo en épocas frías)

1 penca de apio (recomendado en épocas frías)

1 cucharadita de miso de arroz sin pasteurizar

Perejil y cebollino

Preparación

Limpiar las verduras, lavarlas y trocearlas. Reservar el miso y cocer la verdura con el agua y con el resto de los ingredientes unos 30 minutos. Añadir el miso, disuelto en un poco del caldo de cocción, y remover. Incorporar al caldo unos fideos de arroz o unos trocitos de sepia o calamar.

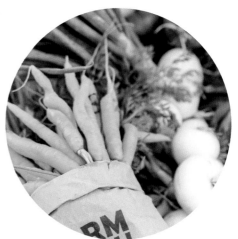

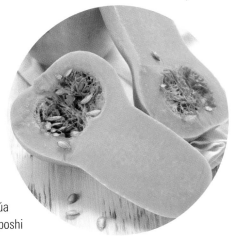

Crema digestiva

Propiedades

La calabaza destaca por sus propiedades antiinflamatorias del estómago (gastritis) y del intestino (colon
irritable). Combina muy bien con el kuzu ya que actúa
como regenerador de la flora intestinal y con el umeboshi
para evitar el estreñimiento y equilibrar el ph.

Ingredientes

1 calabaza pequeña de unos 300 g

2 cebollas

1 puerro

1 cucharada de kuzu

2 ciruelas umeboshi (para sustituir a la sal)

Agua mineral

1 cucharada de aceite de oliva virgen o de coco virgen y ecológico

½ vaso de lentejas naranjas (opcional)

Preparación

Rehogar la cebolla y los puerros con un poquito de aceite unos minutos.
Reservar el kuzu y el umeboshi, y añadir el resto de los ingredientes. Dejar
cocer a fuego medio 20 minutos. Triturar con las ciruelas umeboshi y volver
a llevar la mezcla al fuego mínimo. Diluir el kuzu con un poco de agua y
agregarlo a la mezcla. Apagar el fuego y añadir un chorrito de aceite de oliva
o coco. Si tenemos problemas de estreñimiento, espolvorear la crema con
semillas de lino y sésamo.

IDEAS PARA EMPEZAR EL DÍA: UN BUEN DESAYUNO

10

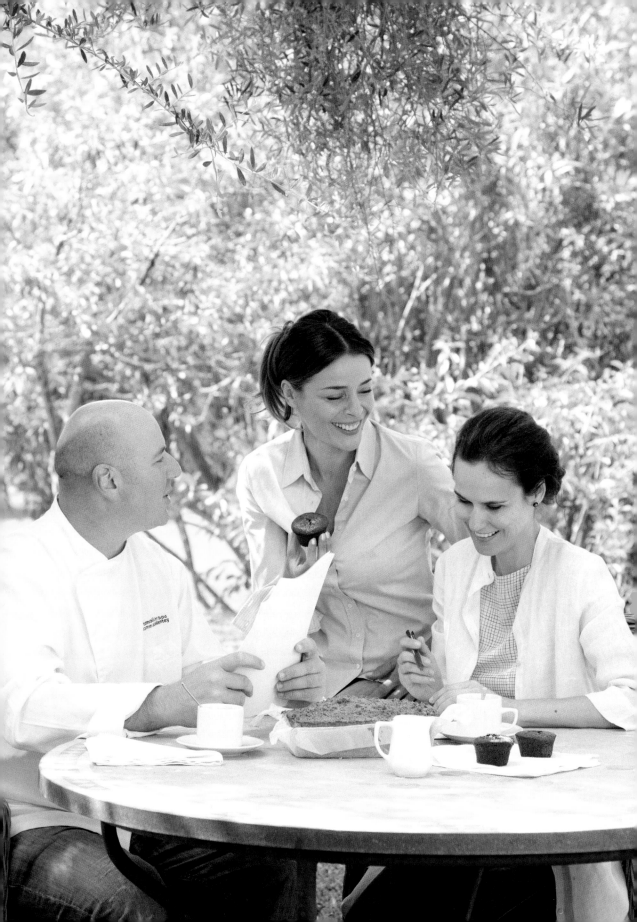

El desayuno es, sin duda, la comida más importante del día. Lo que comamos entonces nos prepara para sobrellevar la jornada, y además nutre nuestro cuerpo después de muchas horas sin comer. Es básico ingerir alimentos buenos y saludables y, por supuesto, levantarse con el tiempo suficiente para poder disfrutarlo.

Un mal desayuno puede provocar…

- Falta de concentración
- Mal humor
- Mareos
- Descenso del rendimiento, sobre todo en edad de crecimiento
- Dolor de cabeza

¿Cuáles son los beneficios de un buen desayuno?

- Mejora el estado nutricional
- Ayuda a mejorar la ingesta de la mayor parte de los nutrientes
- Estimula la concentración
- Favorece un alto rendimiento

El desayuno perfecto

- Un zumo verde, una infusión o una sopa de miso.
- La fruta, que aporta vitaminas y minerales. Podemos tomarla en el desayuno o a media mañana junto con unos frutos secos.
- Cereales integrales sin gluten: muesli, porridge, crepes o pan.
- Grasas de buena calidad: aceite de oliva, pescado azul de tamaño pequeño, aceite de coco o almendra que se puede añadir a un batido. Incorporar semillas y frutos secos que aportan grasas saludables.
- Una parte de proteína de origen vegetal o animal: humus, paté de lentejas, bonito, anchoas, crema de almendras, jamón de bellota, etc.

Algunos estudios indican que desayunar después de practicar alguna actividad física fortalece el sistema inmunológico. Nada mejor que salir a pasear o practicar yoga, por ejemplo, y después desayunar. Otra opción es desayunar dos horas antes de practicar deporte.

DESAYUNO LUNES

- Batido de bebida de almendras con arándanos y espirulina o clorella
- Pan sin gluten
- A elegir entre: paté de aguacate con limón, cayena, lino, chía y cebolla.
  O paté de garbanzo con ajo, tahíne, limón, aceite de oliva y pimentón dulce

Bebida de almendras con arándanos y espirulina o clorella

Ingredientes

15 almendras

1 dátil

1 puñado de arándanos

½ cucharada de clorella o espirulina

Preparación

Dejar 15 almendras en remojo con agua durante toda la noche (deja más cantidad y prepara la cantidad suficiente para toda la familia; en la nevera se conserva 2-3 días). Luego hay que licuarlas con poca agua (la proporción es de 250 g de almendras por 500-750 ml de agua). Colar el batido con una gasa y triturar con el resto de los ingredientes.

Para darle más sabor y un toque dulce, agregar unas virutas de cacao y un dátil.

Comentario nutricional

La espirulina es un alga unicelular muy rica en proteínas, vitaminas como carotenos, B12, K1 y K2, y minerales como hierro, manganeso y cromo. También aporta clorofila, enzimas y fitonutrientes. Es una buena fuente de ácido gamma-linolénico (GLA). La clorella, por su parte, es también un alga unicelular y una increíble fuente de proteínas, omega-3, hidratos de carbono, vitaminas, minerales y clorofila. Es la planta que contiene más clorofila.

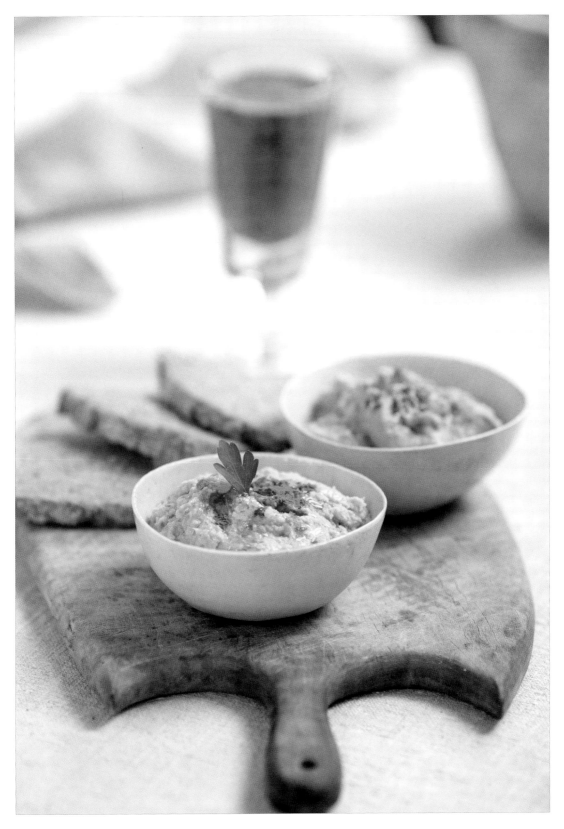

DESAYUNO MARTES

- Macedonia de frutos rojos
- Crepes de trigo sarraceno con mermelada de naranja y calabaza

Crepes de trigo sarraceno

Ingredientes

300 g de trigo sarraceno (dejar en remojo toda la noche)
1 huevo (opcional)
Sal marina sin refinar
2-3 dátiles si queremos la masa más dulce (opcional)
Aceite de coco
Mermelada de naranja, crema de almendras y chocolate sin azúcar, humus o guacamole

Preparación

Escurrir el trigo y triturar con el huevo y la sal. Untar una sartén con un poco de aceite de coco y añadir un cucharón de la mezcla, repartiéndolo bien por la sartén. Cocer a fuego medio. Una vez dorada la crepe, darle la vuelta y cocinarla por el otro lado. Repetir este proceso con el resto de la mezcla. Servirla con la mermelada de naranja, la crema de chocolate, el guacamole o el humus.

Comentario nutricional

Los frutos rojos tienen propiedades antioxidantes, ya que contienen flavonoides (proantocianidines, flavonoles, antocianinas, catequinas y galatos de catequinas) y son perfectos para tonificar el sistema digestivo. Si los tomamos antes del desayuno, previenen problemas digestivos que suelen ir acompañados de dolor e inflamaciones.

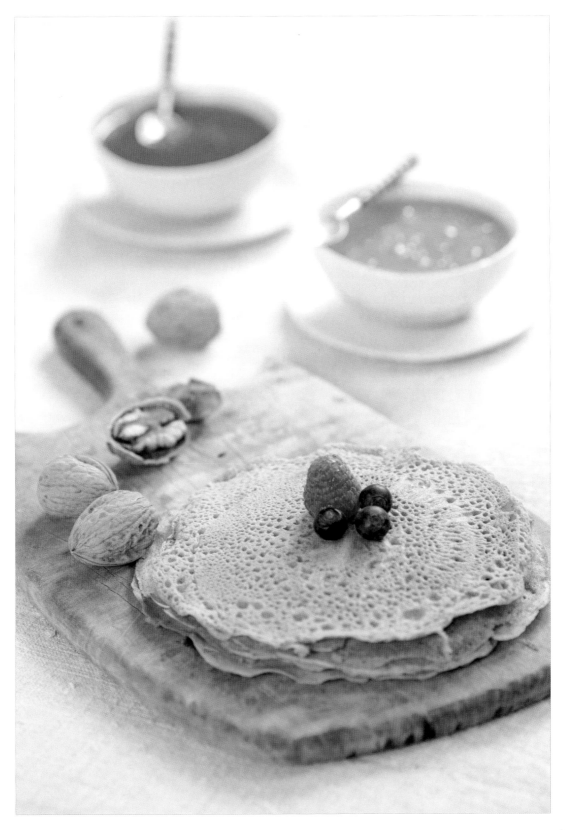

DESAYUNO MIÉRCOLES

- Bebida de arroz y coco
- 1 granada
- Tres variedades de granola o muesli a elegir:
    - Almendra con piel cruda, semillas de lino, semillas de girasol, semillas de calabaza, trigo sarraceno entero, manzana deshidratada, coco, albaricoque y canela en polvo.
    - Almendras con piel cruda, harina de almendra, trigo sarraceno entero, cacao cien por cien, avellana y dátiles.
    - Nueces peladas, arándanos deshidratados, avena sin gluten o trigo sarraceno, coco rallado, flor de sal, canela en polvo, semillas de sésamo y nueces de Brasil.

Muesli casero

Ingredientes

350 g de trigo sarraceno o avena sin gluten
50 g de semillas de sésamo sin tostar
50 g de nueces de Brasil, almendras o avellanas
75 g de coco rallado
50 g de arándanos deshidratados
2 cucharaditas de canela en polvo
Una pizca de flor de sal
4 cucharadas de aceite de coco

Preparación

El muesli reúne muchas cualidades: aporta ácidos grasos poliinsaturados, monoinsaturados, minerales, vitaminas, fibra, fibra soluble como el betaglucano de la avena que regula el colesterol y el sistema inmunológico. Con solo dos o tres piezas de nueces de Brasil cubrimos las necesidades diarias de selenio, un mineral con un elevado efecto antioxidante.

Bebida de arroz y coco

Ingredientes

4 tazas de agua tibia
1 taza de arroz integral cocido
1 cucharada de vainilla
3 dátiles para endulzar
100-250 ml de leche de coco

Preparación

Licuar todo los ingredientes hasta obtener una preparación homogénea, colar y dejar enfriar.

Comentario nutricional

La bebida de coco y arroz es muy fácil de digerir; también la podemos sustituir por la bebida vegetal que se prefiera. Es importante encontrar la receta adecuada o ir probando las elaboradas que encontraremos en tiendas especializadas.

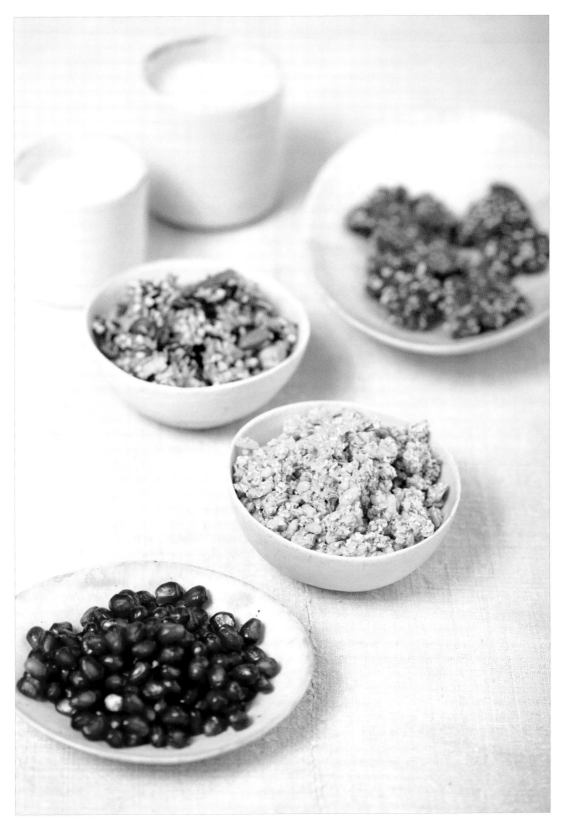

DESAYUNO JUEVES

- Té rooibos con bebida de arroz y avellana
- Pan sin gluten con huevos revueltos con setas shitake, algas wakame, ajo tierno y tomate

Huevos revueltos con algas wakame y setas shitake

Ingredientes
2 huevos
1 cucharada de alga wakame
4-5 setas shitake
Aceite de oliva virgen

Preparación
Dejar las algas y las setas shitake en remojo de agua templada durante 20 minutos. Batir los huevos, añadir las setas limpias y troceadas, y las algas escurridas. Calentar un poco de aceite en una sartén, agregar la mezcla y cuajarla unos instantes.
Sustituir las setas por cebolleta, por un poco de sobrasada, espinacas, perejil o queso de cabra.

Comentario nutricional
Las culturas orientales más antiguas usaron las setas por sus propiedades curativas. Los chinos las definían como el elixir de la vida. Existe una gran variedad, pero entre todas ellas destacan las shitake, reishi y maitake, porque su posible capacidad para curar se ha puesto de manifiesto en varios estudios científicos. Está compuesta por unos polisacáridos que impiden la proliferación de microorganismos nocivos en las setas y son los responsables de facilitar la función de las células inmunitarias en nuestro organismo.

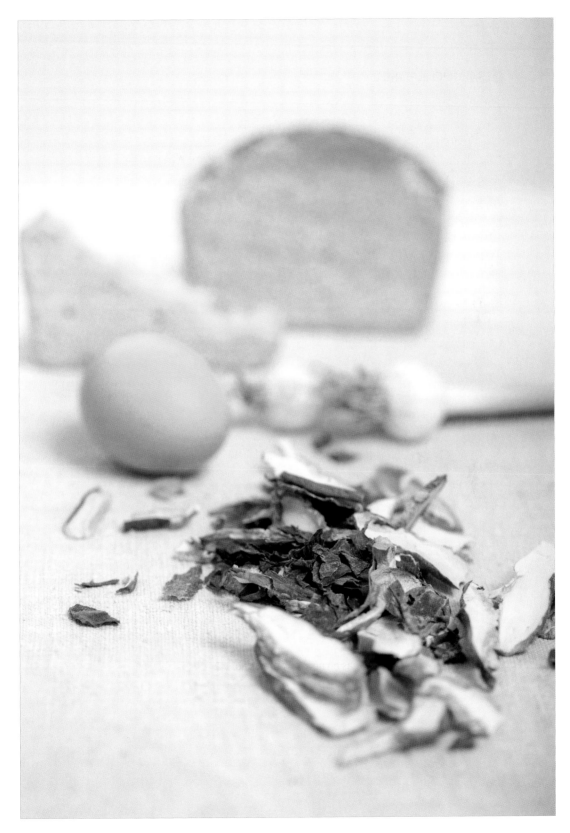

DESAYUNO VIERNES

- Batido de coco y arroz con cacao puro, plátano y almendras crudas
- Pan de trigo sarraceno germinado, semillas y frutos secos con tomate seco, aceitunas, queso de cabra, alcaparras, germinado de alfalfa y aceite de oliva virgen

Pan de trigo sarraceno germinado, semillas y frutos secos

Ingredientes

400 g de trigo sarraceno germinado
2 g de sal marina sin refinar
150 g de nueces
75 g de pipas de girasol
75 g de pipas de calabaza
75 g de semillas de sésamo

Preparación

Triturar todos los ingredientes. Hacer láminas más o menos gruesas y hornearlas a 200 °C de 40 a 50 minutos. Retirar, dejar enfriar y servir. Otra idea: deshidratarlas a baja temperatura (unos 55 °C) durante algunas horas.

Comentario nutricional

El cacao crudo es seguramente el alimento con mayor concentración de antioxidantes que existe. Contiene catorce veces más flavonoides que el vino tinto, y veintiuna veces más fitoquímicos que el té verde. Es una buena fuente de magnesio (mineral deficitario, aunque se siga una dieta equilibrada, debido a la pobreza de los suelos de cultivo) y de hierro. Una ración de habas de cacao (8 unidades o 28 g) aporta más del trescientos por ciento de la dosis diaria recomendada de hierro.

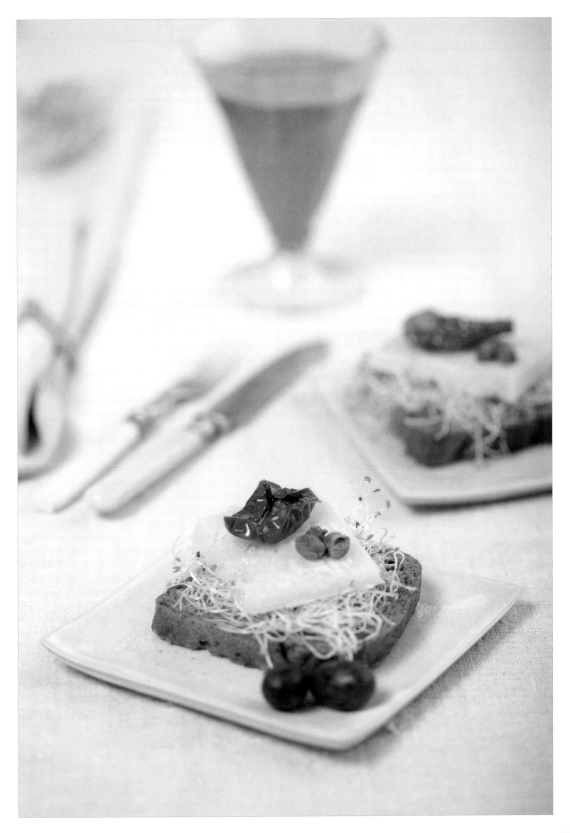

- Batido de remolacha, espinacas o perejil, jengibre, limón y zanahoria
- Pan sin gluten con atún, cebolla tierna, tomate cherry y alcaparras

Batido de remolacha y espinacas

Ingredientes

2 remolachas
Un puñado de espinacas o perejil
½ limón
2 zanahorias
Una rodaja de jengibre

Preparación

Pelar el jengibre y la remolacha. Lavar las espinacas y licuarlas con el resto de los ingredientes.

Sustituir las espinacas o el perejil por otras verduras de hoja verde como lechuga, kale, acelgas, apio…

Comentario nutricional

Según recientes investigaciones, tomar el zumo de dos remolachas tiene multitud de beneficios, como la mejora del rendimiento, al favorecer el consumo de oxígeno. La remolacha tiene, además de antioxidantes y otras vitaminas, un alto contenido en nitrato, que favorece la eficiencia muscular durante el ejercicio. Reduce el coste de oxígeno durante la práctica a baja intensidad, mientras que, en la de alta intensidad, mejora la tolerancia a este. Consumir medio litro de este tipo de zumo los días antes de hacer ejercicio o de manera continuada, durante épocas de entrenamiento, puede suponer una mejora importante en el rendimiento; pero no así si solo se toma el día de la competición. También es recomendable su consumo en personas mayores, con la función pulmonar disminuida o con una mala circulación sanguínea.

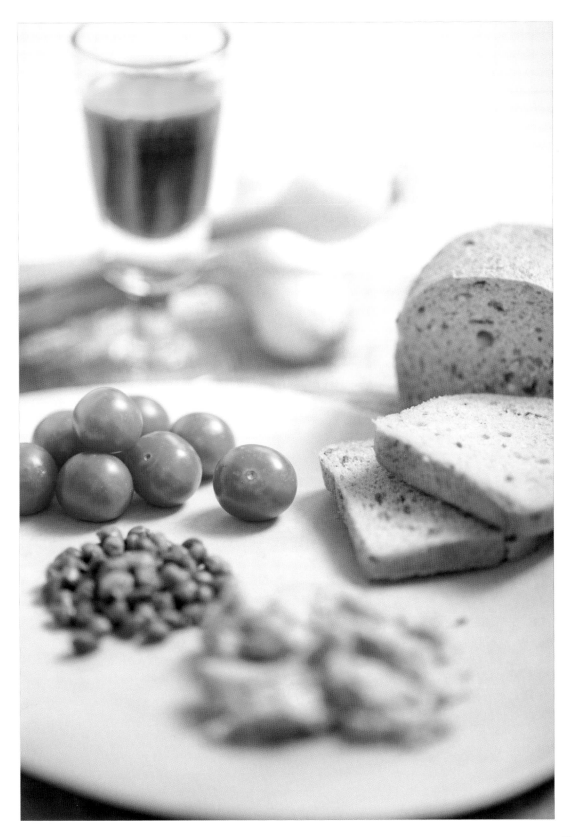

DESAYUNO DOMINGO (toca hacer deporte)

- Batido de bebida de agua de coco, piel de limón, flor de sal, plátano y polvo de cáñamo. Si necesitamos un extra de energía, añadir una cucharadita de polvo de guaraná.
- Barrita energética sin gluten
- Crema de mijo dulce

Barrita energética con coco

Ingredientes

2 tazas de galletas de arroz o quinoa desmenuzadas o avena sin gluten
Una cucharada de coco rallado
2-3 dátiles u orejones troceados
Un puñado de almendras
4 cucharaditas de miel
2 cucharaditas de semillas de sésamo
4 cucharaditas de semillas de girasol tostadas
Virutas de cacao cien por cien
Aceite de coco
1 cucharadita de canela
1 pizca de flor de sal

Preparación

Triturar las galletas de arroz o la avena con las almendras. Añadir el resto de los ingredientes y cocer a fuego lento 5 minutos, removiendo, hasta obtener una mezcla homogénea y ligeramente tostada. Verter en el molde, nivelar con una espátula untada con un poco de aceite, dejar enfriar y trocear.

Crema de mijo dulce

Ingredientes

1 taza de mijo
5 tazas de agua mineral (o 3 de agua y 2 de zumo de manzana, de bebida de almendra o arroz)
1 o 2 dátiles
Canela en polvo
La piel de un limón

Preparación

Lavar el mijo con agua fría y ponerlo en una cacerola con el resto de los ingredientes. Llevar a ebullición y dejar cocer, tapado y a fuego lento, durante 30 o 40 minutos. Retirar la piel del limón y servir. Servirla espolvoreada con semillas o frutos secos tostados.

Comentario nutricional

La crema de mijo ayuda a fortalecer y tonificar el sistema digestivo. Es muy recomendable para personas que practican deporte. Por su parte, las barritas tienen propiedades energizantes.

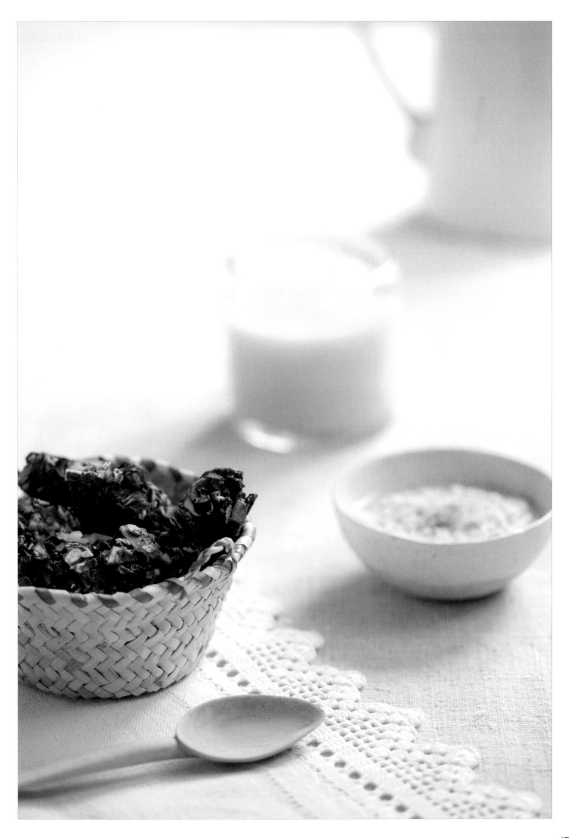

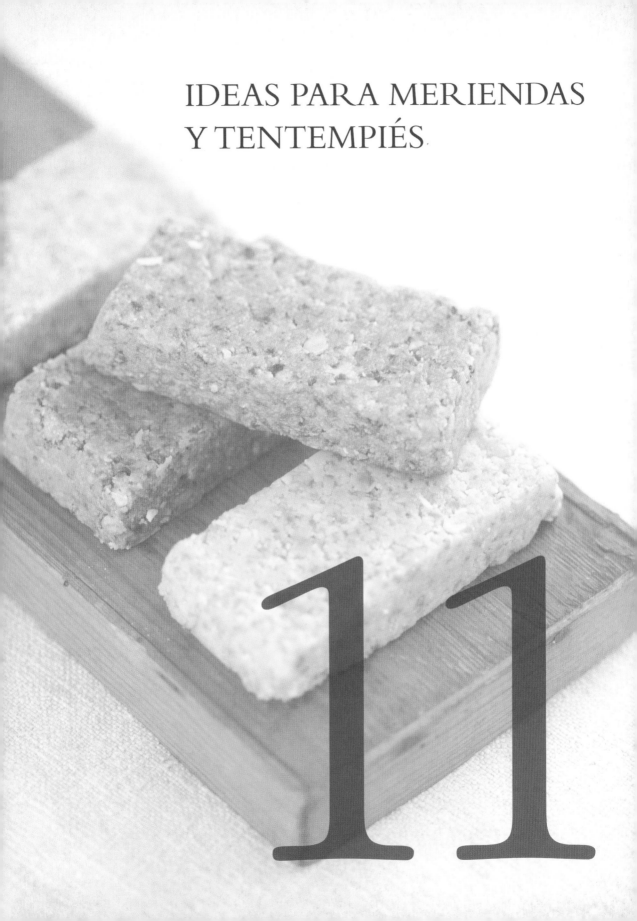

IDEAS PARA MERIENDAS Y TENTEMPIÉS

11

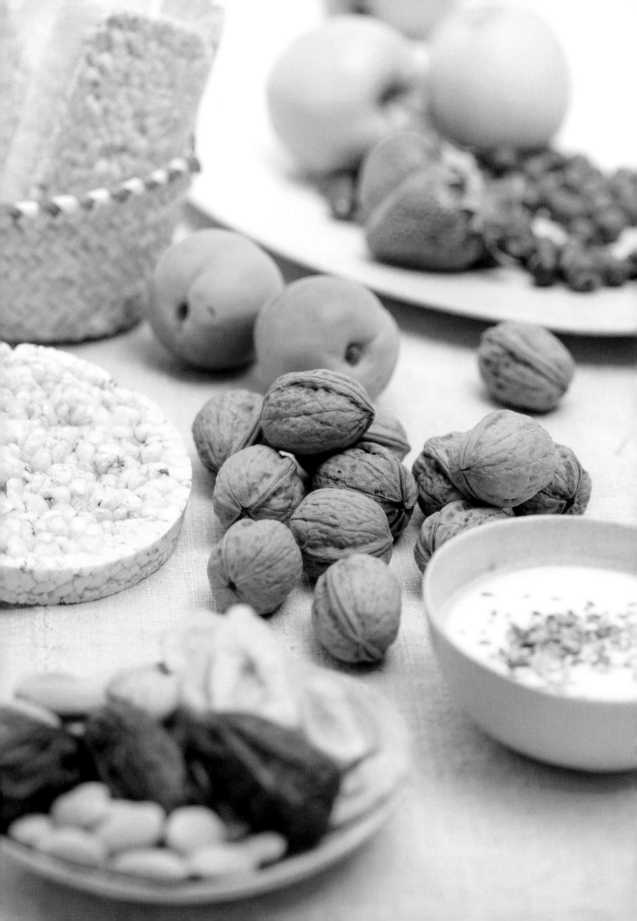

Almorzar o merendar no son solo dos comidas muy saludables, también hacen que no lleguemos con demasiada hambre a la siguiente comida y terminemos llenando el estómago más de lo que debemos. Uno de los secretos para vivir muchos años es comer poco y varias veces al día, evitando productos refinados, sobre todo los azucarados.

Aunque no hay una evidencia que relacione el consumo de dulces con la bajada de ánimo, sí hay estudios que demuestran cuáles son los efectos a largo plazo del azúcar en el organismo, en el cerebro y en el sistema nervioso. Siempre se ha dicho que tomar chocolate nos hace sentir bien. El escaso triptófano que contiene el cacao provoca felicidad, pero, sobre todo, esta situación tiene que ver con el subidón de azúcar que dispara distintas hormonas del cuerpo. Ante esto, el hígado está sometido a un sobreesfuerzo, ya que debe mantener el equilibrio ante un exceso de carga, lo que supone un problema para este órgano y también para el sistema nervioso. Por eso es importante evitar la bollería, pues puede acarrear problemas más adelante. Las hipoglucemias reactivas causadas por desayunos o meriendas con azúcar causan, según cada organismo, ansiedad, hambre, desánimo y la necesidad de seguir consumiendo azúcar. Un tentempié debe aportar nutrientes que alimenten el cuerpo. Según el hambre y las necesidades de energía de cada persona, se pueden elegir meriendas más completas o más ligeras.

Estas son algunas posibilidades:

Saladas

- Tortitas de arroz, de quinoa o maíz regadas con unas gotas de aceite de oliva y espolvoreadas con una mezcla de semillas de calabaza, pipas de girasol, lino, bayas de Goji… y de frutas y frutos secos como almendras, nueces, uvas pasas…
- Crepes de trigo sarraceno (ver receta capítulo 10, página 164) untadas con diferentes patés vegetales, humus, guacamole.

- Barritas de cereales sin gluten con semillas y frutos secos (ver recetas capítulo 10, página 174).

- Chips de vegetales deshidratados: tomate, boniato, kale, zanahoria, remolacha… servidos con diferentes salsas. Le va bien una de yogur con menta picada, la de crema agria, romescu…

- Tostadas ligeras y *crackers* sin gluten (de trigo sarraceno, de arroz, de arroz y quinoa…). Se pueden servir con patés diferentes como el de atún y anchoas, tahíne (pasta de semillas de sésamo), con hummus de legumbres: garbanzo, azuki, lentejas…

  - Quesadillas con queso de cabra o de oveja, mezclado con tiras de pollo asado o cocido, pavo y aguacate. Las tortitas de maíz se pueden comprar ya hechas; actualmente se encuentran en multitud de supermercados.

  - Paté de anchoas y atún en aceite. Triturar ambos con un poco de su aceite y unas aceitunas verdes o unas alcaparras. Se puede servir untado sobre tostadas de pan sin gluten.

Dulces

- Macedonia de frutas con kéfir de cabra o yogur de oveja. Se pueden usar todo tipo de frutas como fresas, mango, melocotón, uvas…o las que estén de temporada. Trocearlas y mezclar en un cuenco con el yogur o el kéfir batido.

- Muesli casero con leche de cabra o bebida vegetal, sobre todo, la de almendra o de almendra y arroz.

- Pan sin gluten untado con crema de almendra (en lugar de mantequilla), de cacahuete y mermelada con un toque ácido como la de manzana verde o frutos rojos.

- Muesli casero crujiente: mezclar 1/2 taza de harina de trigo sarraceno, 1 1/2 taza de copos de avena sin gluten, 1 pizca de sal, 3 o 4 nueces o almendras troceadas y unas pasas. Añadir 1/4 de taza de aceite de oliva y remover. Mezclar 1/4 de taza de sirope de manzana o jarabe de arce con 1/4 de taza de agua y remover. Cocerlo en el horno precalentado a 150 °C durante 35 o 45 minutos. Los últimos 15, conviene remover con una cuchara de madera, de vez en cuando, para que no se queme.

- Pudín de chía: mezclar una cucharada de semillas de chía con bebida de almendra, y remover. Dejar toda la noche tapado con film. Se puede servir con frutos rojos y espolvoreado con canela.

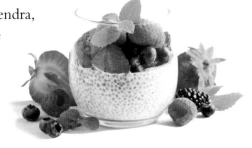

Bebidas

- Bebidas frías: batidos fríos o zumos naturales de frutas y verduras.
- Bebidas calientes: los mejores sustitutos de café son los diferentes tipos de té, la leche de cabra u oveja, las bebidas vegetales de arroz, de arroz y almendra, de soja, de quinoa, de arroz y coco… y los sucedáneos del café como achicoria y malta.

De todos estos alimentos también existe una amplia variedad en tiendas ecológicas, herbolarios e, incluso, en grandes almacenes, donde llevan mucho tiempo comercializando alimentos sin gluten. La variedad es tan grande que no está de más contar con un pequeño directorio con las tiendas que más nos gusten. No todos los productos serán de nuestro agrado, pero hay que ir probando y reorganizar la forma de comprar. Siempre es conveniente comparar marcas y sus procedencias porque las variaciones de precio pueden ser sustanciales.

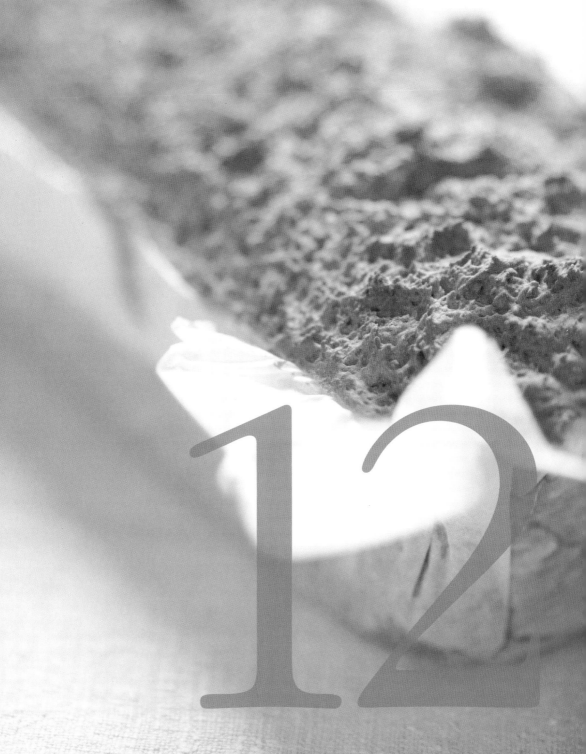

PAN Y BASE DE PIZZA SIN GLUTEN

12

Pan de mezcla de harinas

Ingredientes

Primera parte:
300 g de harina de la marca Bauckhof Mix
100 g de harina de arroz
100 g de fécula de mandioca
100 g de maicena
12 g de levadura sin gluten
1 cucharadita de goma xantana

Segunda parte:
4 g de sal no refinada
1 huevo
2 cucharadas de aceite de oliva virgen

Tercera parte:
270 ml de agua
60 g de fécula de mandioca

Preparación

Mezclar todos los ingredientes de la primera parte, menos la harina de arroz. Disponer en un bol los de la tercera y remover bien. Ponerlo en el fuego y llevar a ebullición hasta que se obtenga una masa elástica que se separe de las paredes del recipiente. Batir el huevo en un cuenco y mezclarlo con la sal, el aceite y dos cucharadas de la harina de arroz del primer grupo. Continuar añadiendo la harina, poco a poco, y amasar hasta que se incorporen los ingredientes. Dejar reposar 40 minutos y hornear unos 30 minutos a 190 °C.

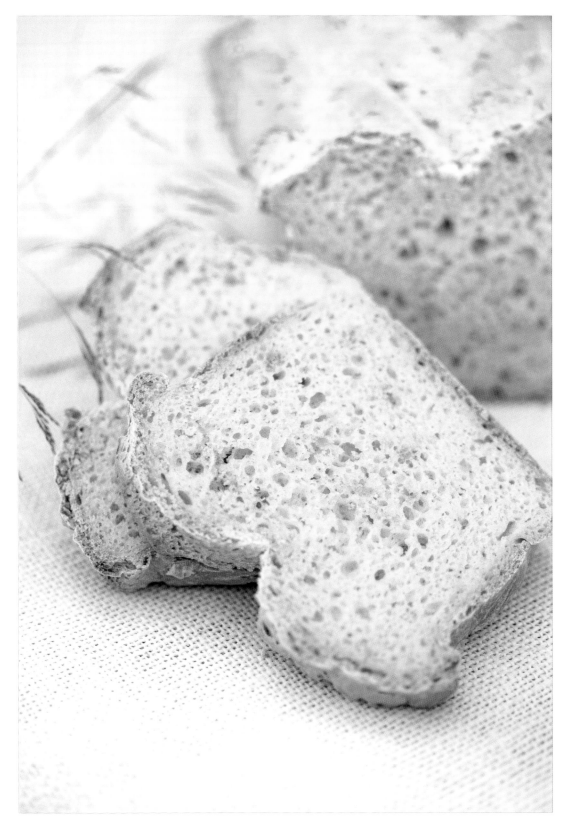

Pan de trigo sarraceno

Ingredientes

500 g de harina de trigo sarraceno
500 ml de agua templada
1 cucharadita de sal marina
1 cucharadita de levadura sin gluten
Aceite de oliva

Preparación

Mezclar la harina, la sal y la levadura. Añadir el agua, poco a poco, sin dejar de remover, hasta obtener una masa semilíquida. Dejarla reposar al menos 2 horas; si hace frío, mejor 3 horas. Untar un molde con aceite, agregar la mezcla y cocerla 40 minutos en el horno precalentado a 200 °C. Para comprobar si está cocido, pinchar la masa con una aguja; si sale seca, estará en su punto. Desmoldarlo y dejarlo enfriar en la rejilla del horno.

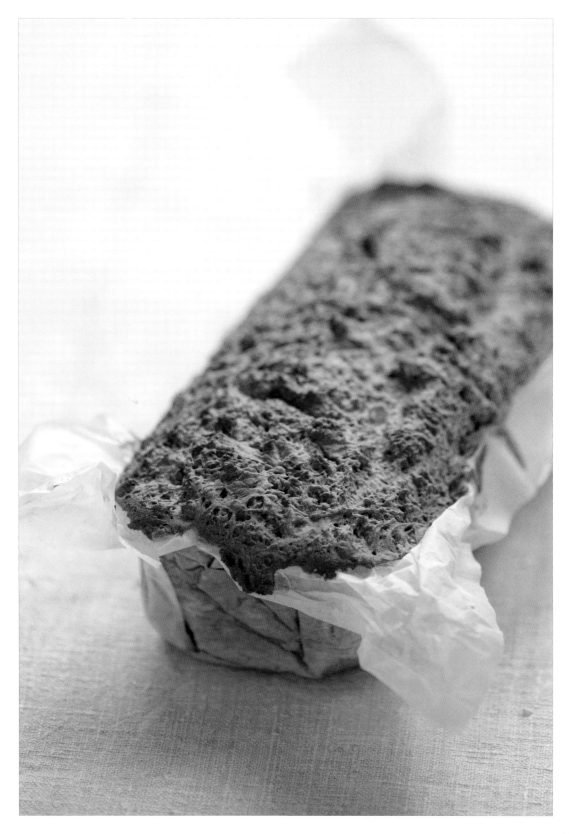

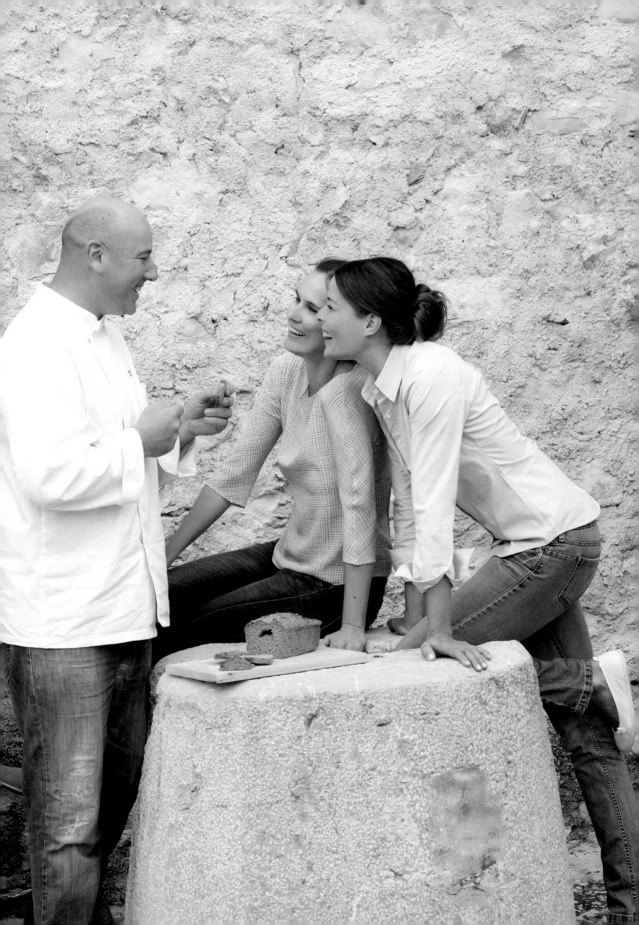

Pan de maíz con frutas secas

Ingredientes

250 g de harina Bauckhof Especial para pan
150 g de harina de maíz
150 ml leche de cabra
10 g de levadura sin gluten
2-3 dátiles troceados, albaricoques o pasas
25 ml de aceite de oliva
1 pizca de sal marina sin refinar. Añadir el agua necesaria
que necesite la masa para que sea homogénea

Preparación

Disolver la harina en un poco de agua. Mezclar las harinas con la leche, el aceite,
el agua con la levadura y las frutas secas (añadir más agua hasta que la masa
sea homogénea).

Verter la mezcla en un molde untado con aceite. Dejar la masa hasta que aumente
de volumen y hornear 30 o 45 minutos a 190 ºC.

Pan de avena sin gluten con nueces

Ingredientes

500 g de harina de avena sin gluten
100 g de harina de trigo sarraceno
1 sobre de levadura sin gluten
1 cucharada de semillas de girasol, lino y sésamo
Un puñado de nueces

Preparación

Mezclar las harinas con un poco de agua. Añadir el resto de los ingredientes y
amasar; si la masa es muy pegajosa, hay que untarse las manos con un poco
de aceite de oliva. Dejar reposar la masa en un sitio templado unas 2 horas.
Precalentar el horno a 180 ºC y hornea el pan durante 45 minutos o 1 hora.

Base de pizza

Ingredientes

150 g de harina de coco
200 g de harina de trigo sarraceno
250 g de mezcla para pan de la marca Bauckhof
2 cucharaditas de sal
2 cucharadas de aceite de oliva

Preparación

Mezclar los dos tipos de harinas en un cuenco grande. Calentar 1 tacita de agua y diluir en ella la levadura. Añadir la miel y el vinagre, y mezclar bien hasta que se incorporen todos los ingredientes. Agregar las harinas, la sal y el aceite, y remover durante unos instantes. Trabajar la mezcla con las manos, darle forma de bola a la masa, taparla con film transparente y dejar reposar 1 hora como mínimo, hasta que doble su volumen. Programar la panificadora para hacer la masa. Espolvorear un poco de harina de la mezcla Bauckhof en la mesa de trabajo, estirar la masa sobre ella con un rodillo y volver a amasarla hasta que esté manejable y no se pegue a las manos. Forrar la bandeja del horno con una hoja de papel sulfurizado y estirar la masa hasta que quede con un grosor de 2 o 3 mm (a no ser que se prefiera una pizza de masa gruesa).

A partir de la receta base, se pueden añadir los ingredientes que se prefieran para hacer las pizzas.

Base de pizza vegana de coliflor

Ingredientes

1 coliflor grande limpia
Una pizca de sal marina sin refinar
150 g de harina de arroz o de garbanzo
Un chorrito de zumo de limón
Hierbas aromáticas (orégano, tomillo, albahaca, etc.)

Preparación

Limpiar la coliflor, trocearla y triturarla. Mezclarla con el resto de los ingredientes y con medio vaso de agua, y remover hasta conseguir una textura lisa y homogénea. Dividirla en porciones y ponerlas en una bandeja refractaria forrada con papel sulfurizado untado con unas gotas de aceite de oliva. Hornearlas durante 10 minutos a 180 °C, retirar y servir.

Podemos añadir salsa de tomate y los ingredientes que más nos gusten (cebolla caramelizada, rodajas de calabacín, champiñones, aceitunas negras o verdes, alcaparras, un poquito de queso de cabra u oveja, unas láminas de alcachofas cocidas…). En este caso, hornear durante 2 minutos más.

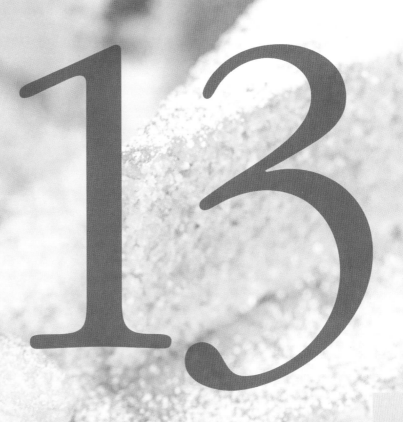

REPOSTERÍA SIN GLUTEN

Recetas de Francesc Peyrí

13

Tarta de Santiago (para 8 personas)

Ingredientes

7 huevos

250 g de azúcar de coco o azúcar de rapadura, panela o mascavo

450 g de almendra molida

90 g de mantequilla o ghee

50 ml de ron

La ralladura de 1 limón

2 cucharaditas de levadura en polvo sin gluten

Azúcar glas de coco (opcional)

Preparación

Untar con mantequilla un molde para tarta de 30 cm. Derretir el resto de la mantequilla al baño María y dejar enfriar. Mezclar la almendra molida con la levadura. Batir los huevos y el azúcar hasta que queden esponjosos. Añadir la ralladura, el ron y la mantequilla fundida. Agregar poco a poco la almendra molida y mezclar hasta que la masa resulte homogénea. Disponerla en el molde y cocerla 35 minutos en el horno precalentado a 180 °C. Dejar templar, desmoldar y servir la tarta espolvoreada con el azúcar de coco.

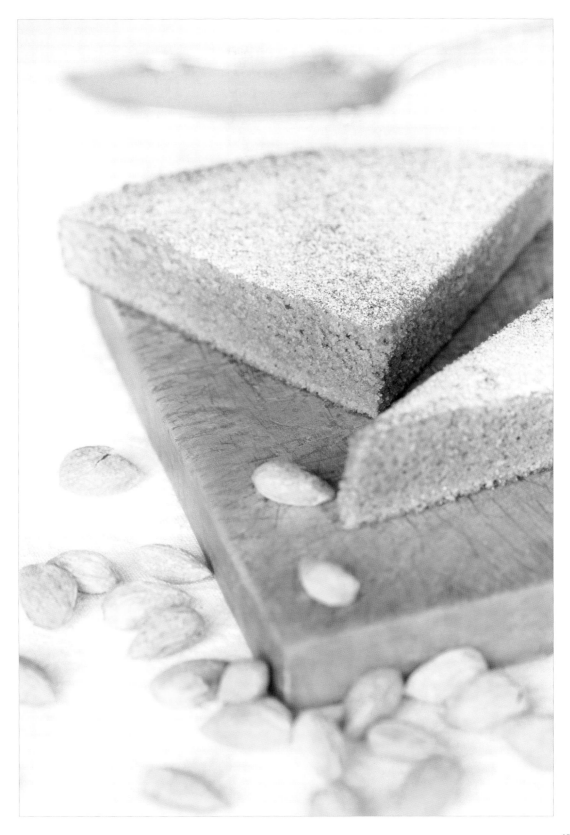

Tarta de nueces y pasas (para 8 personas)

Ingredientes

Para la masa

> 500 g de harina de trigo sarraceno
>
> 300 g de mantequilla ablandada o ghee
>
> 3 huevos
>
> Una pizca de sal

Para el relleno

> 250 g de nuez molida
>
> 200 g de azúcar de rapadura, panela o mascavo
>
> 80 g de pasas sin semillas
>
> Medio vaso de bebida de almendras o de avena

Preparación

Mezclar la mantequilla con 2 huevos y la sal. Añadir poco a poco la harina, amasar hasta que se obtenga una preparación homogénea y reservar. Para el relleno, cocer todos los ingredientes unos 5 minutos hasta que espese la mezcla y dejar enfriar. Forrar con dos tercios de la masa la base y las paredes de un molde para tarta de 30 cm de diámetro. Agregar el relleno y cubrir con el resto de la masa. Pincelar la superficie con el huevo restante batido y hornear 30 minutos a 180 °C.

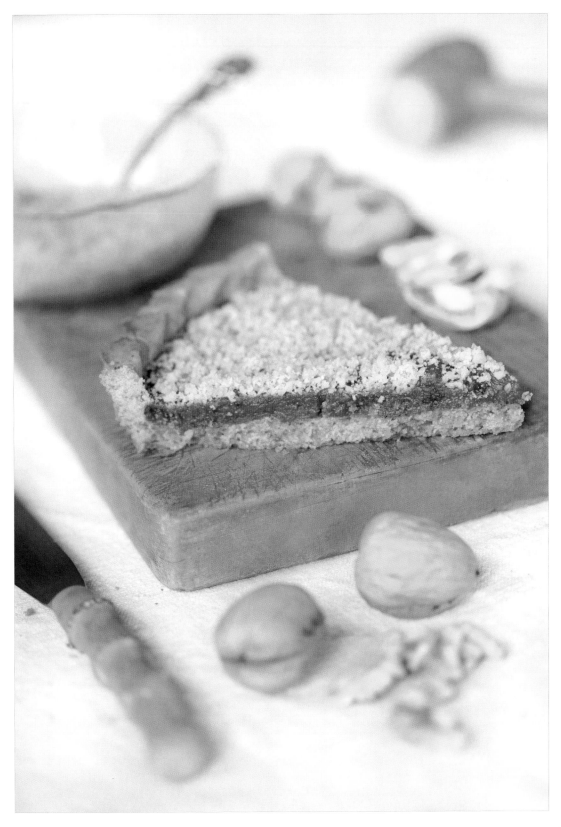

Tarta de requesón (para 8 personas)

Ingredientes

Para la base

250 g de harina de trigo sarraceno

150 g de mantequilla ablandada o ghee

100 g de azúcar de rapadura, panela o mascavo o de coco

1 huevo

Una pizca de sal

Unas nueces troceadas

Para el relleno

750 g de requesón de cabra

4 cucharadas soperas de melaza de arroz

1 bote de mermelada (400 g aprox.) de arándanos, frambuesa o similar

200 g de azúcar de rapadura, panela o mascavo

80 g de pasas sin semillas

Medio vaso de bebida de almendras o de avena

Preparación

Mezclar bien la mantequilla, el azúcar, el huevo y la sal. Añadir poco a poco la harina y mezclar hasta que quede homogénea. Forrar con la masa un molde para tarta de 30 cm. Hornearla 25 minutos a 180 °C y dejar enfriar. Mezclar el requesón con la melaza de arroz y disponer esta preparación sobre la masa. Extender por encima la mermelada y servirla espolvoreada con las nueces.

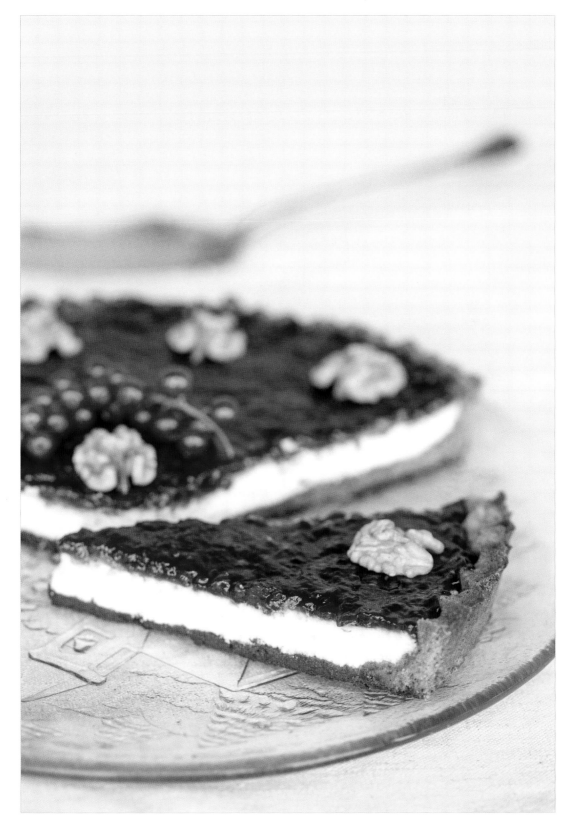

197

Bizcocho de trigo sarraceno y naranja (para 6 personas)

Ingredientes

200 g de harina de trigo sarraceno

100 g de azúcar de rapadura, panela o mascavo o de coco

3 huevos

La ralladura de 1 naranja

50 ml de aceite de oliva

50 ml de yogur

2 cucharaditas de levadura en polvo sin gluten

Una pizca de sal

Para el almíbar (opcional)

El zumo de 1 naranja

80 g de azúcar de rapadura, panela, mascavo o coco

Preparación

Mezclar la harina con la levadura. Batir los huevos con el azúcar, añadir el aceite, el yogur y la ralladura de naranja. Agregar, poco a poco, la harina y mezclar hasta que quede homogénea. Disponer la masa en un molde rectangular de 30 x11 cm y 6 cm de alto aprox. Cocerla 40 minutos en el horno precalentado a 180 °C. Para el almíbar, cocer el zumo de naranja con el azúcar 2 o 3 minutos hasta que espese. Regar el bizcocho con él.

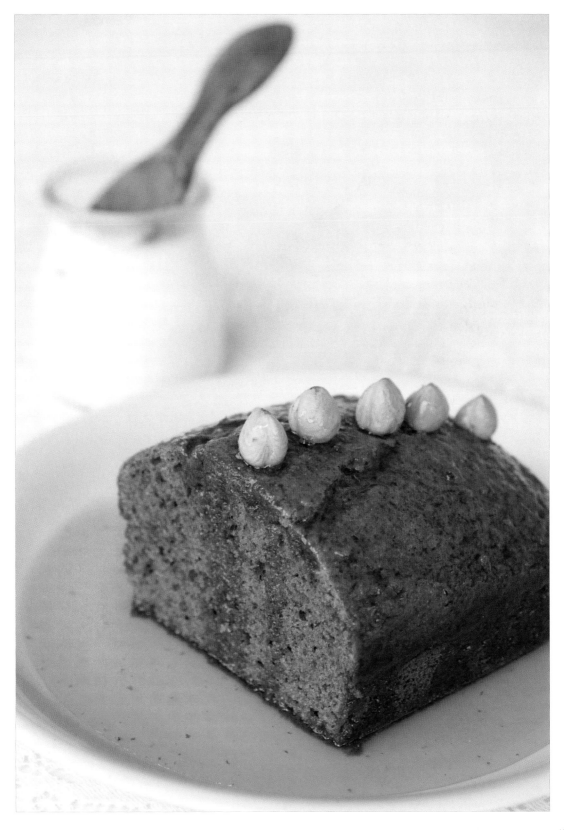

Magdalenas de algarroba

Ingredientes

3 huevos

180 g de azúcar de coco

180 g de aceite de coco u oliva virgen

50 g de harina de arroz

50 g de harina de algarroba

50 g de fécula de maíz

10 g de levadura en polvo (apta para celíacos)

La ralladura de 1 naranja

Azúcar de coco en polvo

Preparación

Batir los huevos con el azúcar hasta que tripliquen su volumen. Incorporar el aceite poco a poco, en un hilo, y después la ralladura de naranja. Tamizar los tres tipos de harina y mezclarlos con la levadura en polvo. Agregar este preparación a los huevos y mezclar con una espátula para ir incorporando aire a la masa. Rellenar los moldes de magdalenas tres cuartas partes de su capacidad. Cocerlas 20 minutos en el horno a 200 °C. Retirar, dejar enfriar y servirlas espolvoreadas con azúcar de coco.

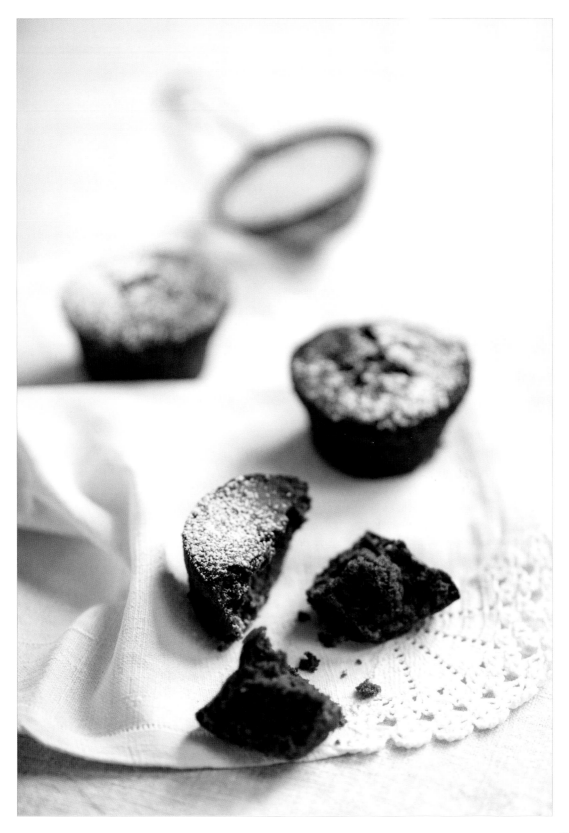

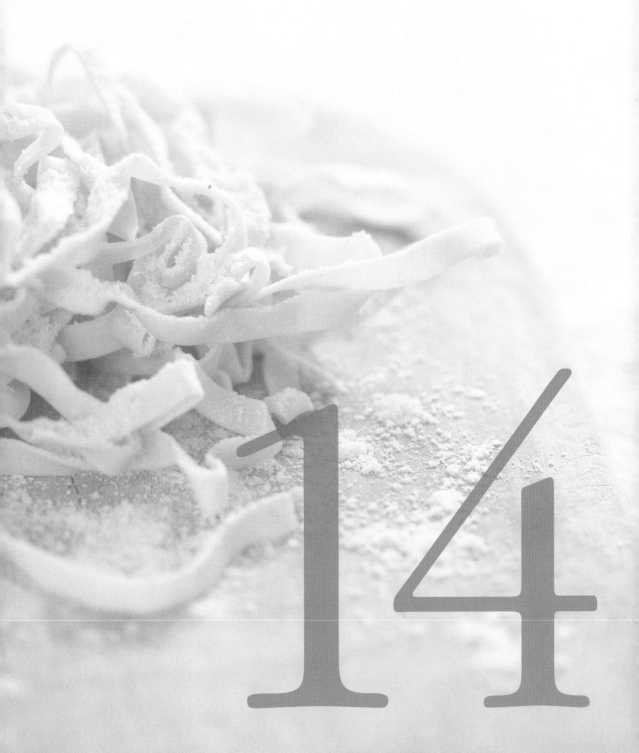

PASTA SIN GLUTEN

14

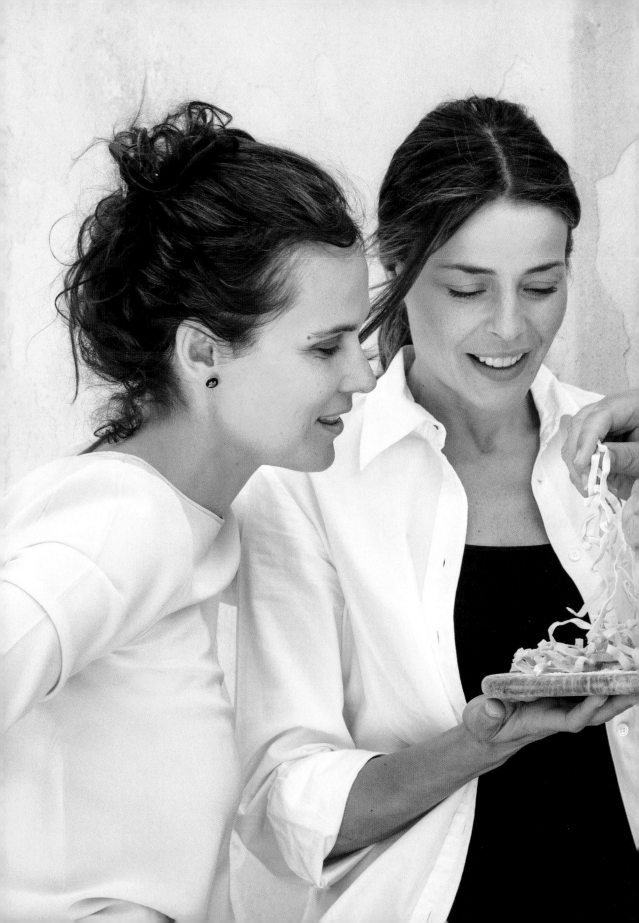

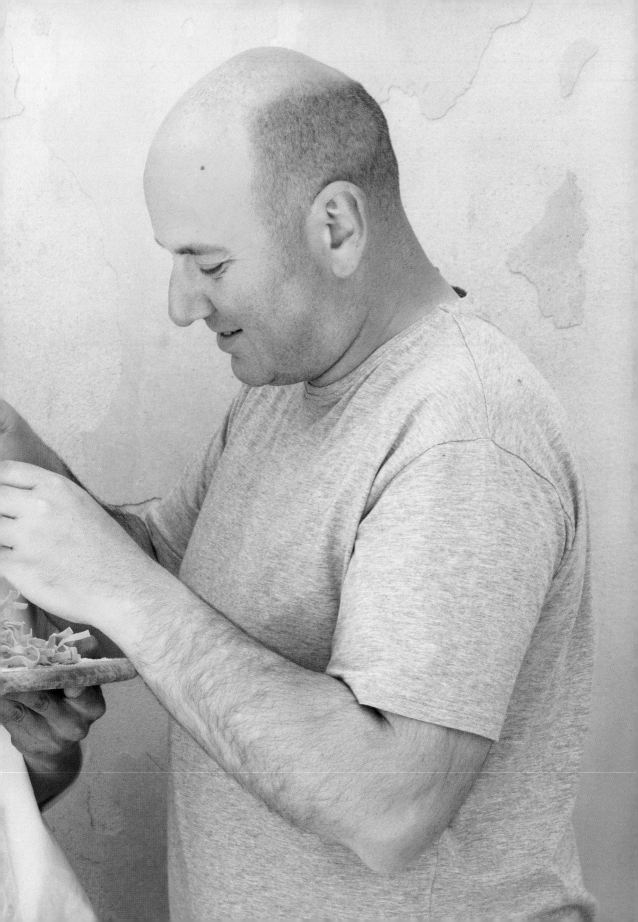

Fideos soba

Este tipo de pasta es muy popular en Japón. Conocida también con el nombre de trigo sarraceno, es un cereal que se adaptaba muy bien a la tierra poco productiva con cosechas muy elevadas. Una situación beneficiosa, sobre todo, cuando la producción de arroz, alimento esencial en la dieta de este país, no era suficiente para alimentar a la población.

Ingredientes

1 kg de harina de alforfón
1 huevo
1 cucharadita de sal marina sin refinar

Preparación

Mezclar la harina tamizada con la sal y añadir el huevo. Verter 300 ml de agua tibia, poco a poco, y remover hasta obtener una masa espesa y que no se pegue a las manos. Dejar reposar la masa durante 3 horas, cubierta con un paño húmedo para que no se reseque. Luego, cortarla en láminas. Estirar la masa hasta que quede fina, y luego hacer los fideos con ayuda de una máquina para cortar pasta con el molde correspondiente. Si no se dispone de máquina, hay que estirar la masa hasta obtener una plancha muy fina. Espolvorearla con harina y enrollarla. Después, cortar los fideos con un cuchillo longitudinalmente con el grosor que se prefiera. Despegarlos con cuidado y colocarlos en una bandeja forrada con papel sulfurizado.

Pasta de mezcla de harinas sin gluten

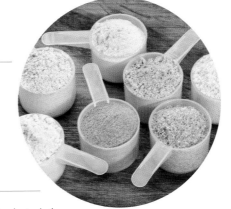

Ingredientes

250 g de mezcla de harina sin gluten para panadería
de Bauckhof o Brot-Mix
3 huevos
3 cucharadas de aceite de oliva

Preparación

Disponer la harina en forma de volcán sobre la superficie de trabajo.
Incorporar en el hueco los huevos, el aceite y tres cucharadas de agua. Trabajar
esta mezcla hasta obtener una masa lisa y homogénea. Dividir la pasta en
pequeñas porciones y, a continuación, pasarlas por la máquina de hacer pasta
para cortarla según la forma elegida. Cocer la pasta en abundante agua salada
con un chorrito de aceite 5 minutos (según el tipo de pasta, el tiempo de cocción
puede ser mayor).

Consejos para comprar pasta

Como se ha comentado en anteriores capítulos, en la tiendas ecológicas,
fundamentalmente, se puede encontrar una enorme variedad de pastas listas
para cocer y consumir. La oferta es grande no solo en tipos: espaguetis,
macarrones, vermicelli, fideos, lasaña… también en su composición. Las hay
de cereales como arroz blanco, arroz integral, quinoa, trigo sarraceno y de
diferentes combinaciones de ellos. Es importante probar estas variedades y ser
pacientes hasta encontrar la marca, el sabor y la textura que se ajusta a nuestro
paladar. Pero, sobre todo, es importante incidir en que es un mercado que ha
crecido rápidamente y que sigue creciendo a toda velocidad ante el aumento
de la demanda de los consumidores

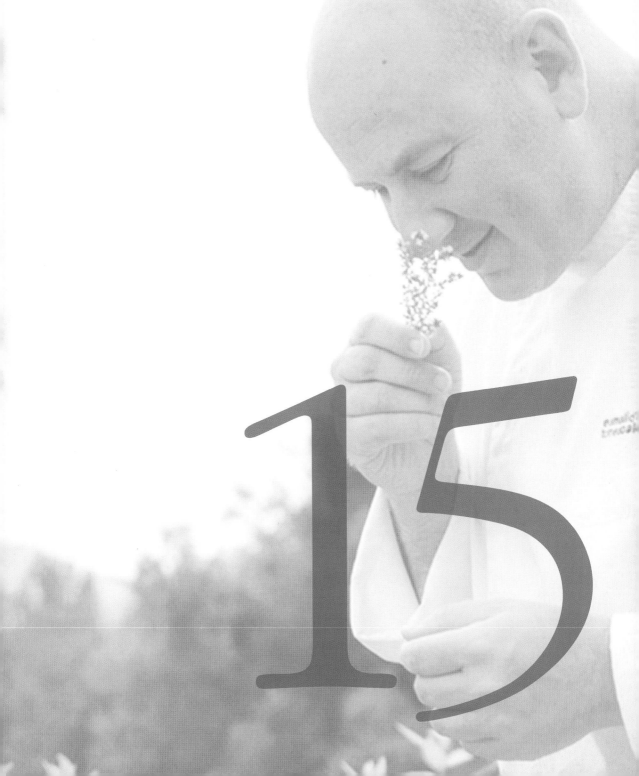

RECETAS DE TOMEU CALDENTEY, ESTRELLA MICHELIN

Coca de trigo sarraceno y sardinas

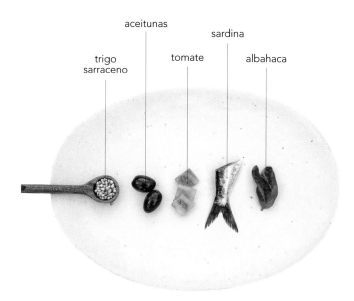

aceitunas
sardina
trigo sarraceno
tomate
albahaca

Para la base de coca

150 g de harina de trigo sarraceno
100 g de harina sin gluten Bauckhof
1 chorrito de aceite de oliva
Una pizca de sal

Mezclar todos los ingredientes y amasarlos junto con 200 ml de agua hasta obtener una pasta homogénea.
Estirar la masa entre dos papeles de horno hasta obtener una lámina fina.
Cortar la masa de la forma deseada.
Cocer 25 minutos al horno a 180 °C y retirar.

Para las sardinas marinadas

12 filetes de sardinas
300 g de azúcar de coco
150 g de sal
Aceite de oliva virgen
Hierbas aromáticas

Mezclar en un cuenco el azúcar con la sal.
Poner una capa de esta mezcla en una bandeja.
Colocar encima las sardinas.
Tapar el pescado con el resto de la mezcla de azúcar y sal.
Dejarlo marinar 3 horas en el frigorífico.
Pasado este tiempo, lavar los filetes de sardina con agua bien fría.
Secarlos con un trapo de cocina y colocar en una bandeja.
Cubrir con aceite de oliva y unas hierbas aromáticas.
Reservar los filetes de sardina en la nevera.

Para acompañar

8 aceitunas Kalamata
Albahaca
2 tomates maduros cortados en gajos
4 cucharadas de sofrito tradicional de cebolla, tomate y ajo.
Aceite de oliva
Flor de sal

Montaje y presentación

Repartir sobre cada base de coca una cucharada sopera de sofrito tradicional.
Colocar los filetes de sardina marinados sobre el sofrito.
Acompañar las cocas con los gajos de tomate aliñados con aceite de oliva y flor de sal.
Decorar el plato con unas aceitunas y unas hojitas de albahaca lavadas.

Las sardinas son un pescado humilde pero cargado de nutrientes, entre ellos calcio, hierro, yodo, y sobre todo de ácidos grasos omega-3, buenos para el corazón y el cerebro.

Recomendación de segundo plato: quinoa con sepia y verduras salteadas.

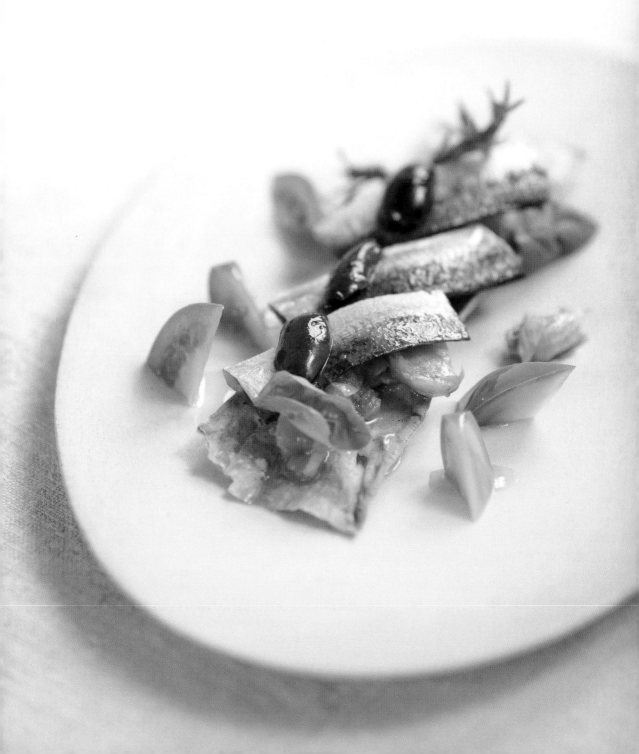

Tartar de salmón y ensalada de fideos de boniato con semillas, nueces, brócoli con vinagreta de umeboshi y aceite de sésamo

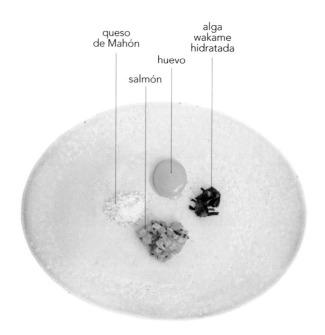

queso
de Mahón

alga
wakame
hidratada

huevo

salmón

Para el tartar

400 g de filetes de salmón

1 yema de huevo

50 g de queso de Mahón rallado

20 g de alga wakame hidratada

Cebollino, sal, aceite de oliva

Cortar el salmón en daditos.

Aliñarlos con sal, aceite, un poco de queso y unas gotas de la yema de huevo.

Disponer el tartar en un plato.

Añadir el resto de la yema de huevo y del queso.

Incorporar el alga wakame y un poco de cebollino picado.

Los pescados azules de tamaño grande como el salmón contienen metales pesados como el mercurio, con lo que es muy recomendable combinar en la misma comida alga wakame o kombu, ya que contienen alginatos, unos componentes que ayudan a eliminar los metales pesados y evitan su absorción.

Recomendación de segundo plato: unos fideos de boniato o arroz con semillas, nueces, brócoli crudo y vinagreta de pasta umeboshi y aceite de sésamo tostado.

Ternera al vapor con mahonesa de wasabi y ensalada de remolacha

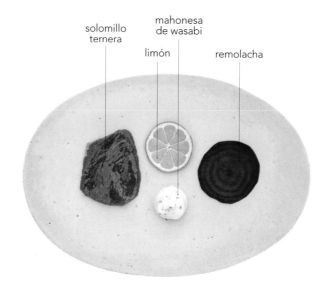

solomillo ternera

mahonesa de wasabi

limón

remolacha

Para la ternera

400 g solomillo de ternera
½ l de caldo blanco de carne
½ cucharada de salsa de soja (apta para celíacos)
Flor de sal

Cortar el solomillo en filetes y luego en tiras.
Repartirlas sobre papel de horno y colocarlo en una vaporera de bambú.
Calentar el caldo en una olla, de la misma medida de la vaporera, y condimentar con la salsa de soja. Mantener el caldo caliente hasta el momento de preparar la carne.

Para la remolacha encurtida

100 g de azúcar de panela
100 g de vinagre de arroz
150 g de remolacha cortada en láminas finas

Calentar ligeramente el vinagre de arroz con el azúcar hasta que se disuelva.
Retirar del fuego e incorporar las láminas de remolacha.
Dejar reposar 24 horas en el refrigerador.

Para la mahonesa de wasabi

80 g de bebida de almendra
20 g de wasabi en polvo
280 g de aceite de girasol
Unas gotas de limón
Sal marina sin refinar

Mezclar la bebida de almendra con el wasabi, el limón y sal.
Incorporar el aceite y batir hasta conseguir una mahonesa. Reservar en la nevera.

Montaje y presentación

Disponer la vaporera de bambú con la carne sobre la olla.
Cocer 1 minuto y llevar a la mesa.
Sazonar la carne.
Acompañarla con la remolacha encurtida y la mahonesa de wasabi.

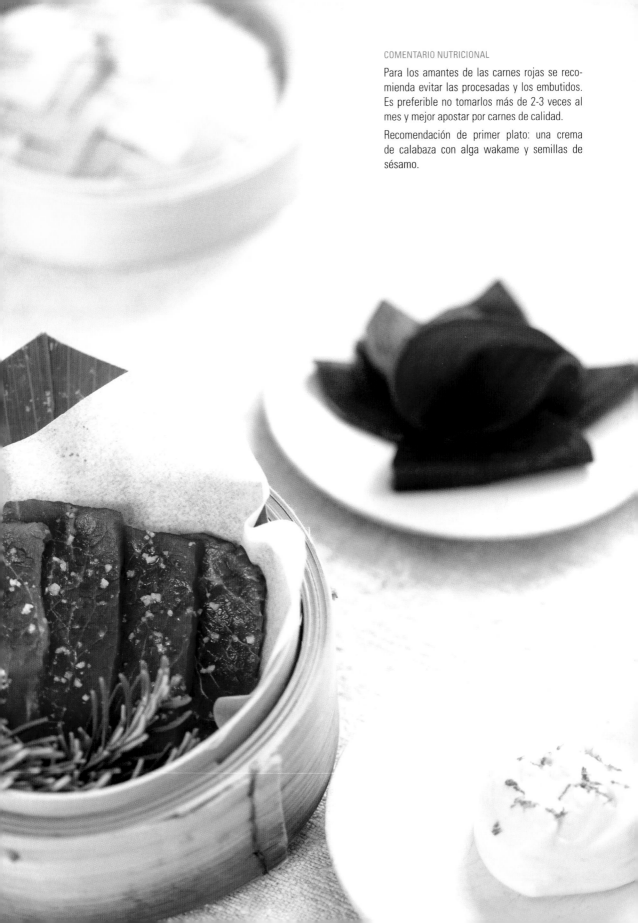

COMENTARIO NUTRICIONAL

Para los amantes de las carnes rojas se recomienda evitar las procesadas y los embutidos. Es preferible no tomarlos más de 2-3 veces al mes y mejor apostar por carnes de calidad.

Recomendación de primer plato: una crema de calabaza con alga wakame y semillas de sésamo.

Taboulé de quinoa y verduras

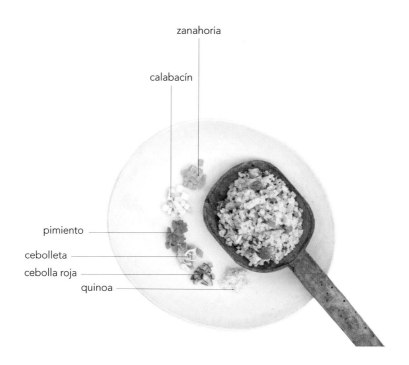

zanahoria

calabacín

pimiento

cebolleta

cebolla roja

quinoa

Para el taboulé

200 g de quinoa cocida

25 g de calabacín picado

25 g de pimiento rojo picado

25 g de zanahoria picada

25 g de cebolla roja picada

25 g de cebolleta picada

Aceite de oliva virgen

Pimentón dulce

Hierbas frescas (cebollino, albahaca, hierbabuena, perejil)

Sal

Pimienta blanca

Saltear todas las verduras picadas en una sartén con un poco de aceite de oliva.

Condimentar con pimentón, sal y pimienta blanca.

Añadir la quinoa cocida y saltear unos instantes con las verduras.

Picar las hierbas frescas y agregarlas al salteado.

Rectificar de sal y pimienta.

Montaje y presentación

Repartir el salteado en platos.

Regarlo con unas gotas de aceite de oliva virgen.

Servirlo decorado con unas hojitas de hierbas picadas.

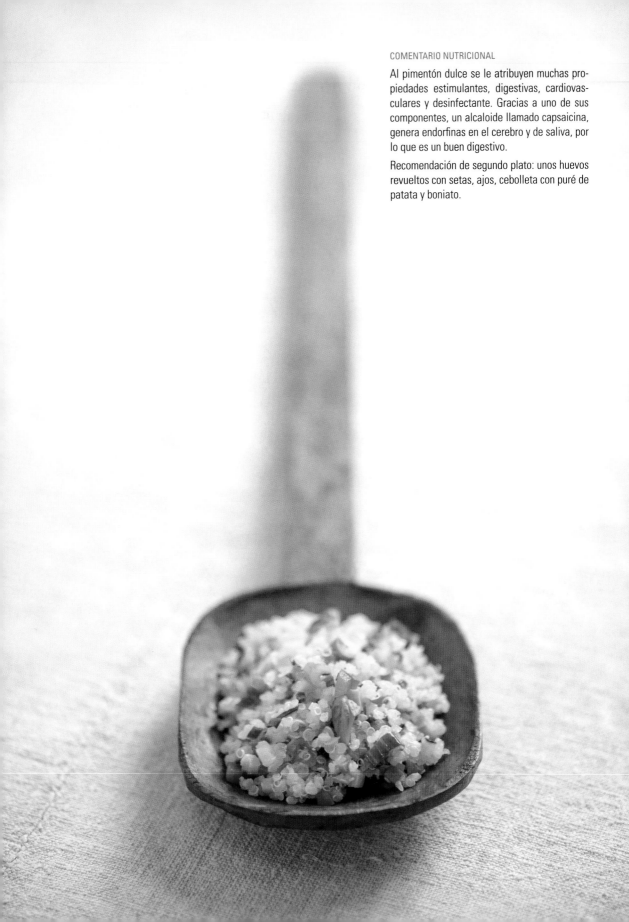

Al pimentón dulce se le atribuyen muchas propiedades estimulantes, digestivas, cardiovasculares y desinfectante. Gracias a uno de sus
componentes, un alcaloide llamado capsaicina,
genera endorfinas en el cerebro y de saliva, por
lo que es un buen digestivo.

Recomendación de segundo plato: unos huevos
revueltos con setas, ajos, cebolleta con puré de
patata y boniato.

Paella de lentejas con verduras

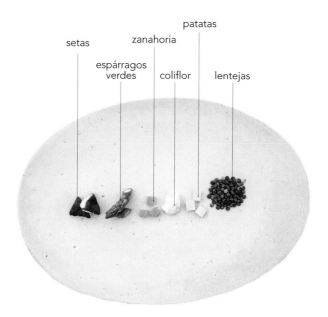

setas · espárragos verdes · zanahoria · coliflor · patatas · lentejas

Para las lentejas

400 g de lentejas
1 l de caldo de verdura
2 patatas
1 cabeza de ajos
1 hoja de laurel
1 tomate
Sal

Dejar las lentejas en remojo con agua 2 horas.
Escurrirlas y ponerlas en una olla con el caldo de verduras.
Añadir la cabeza de ajos lavada, las patatas peladas y troceadas, la hoja de laurel y el tomate partido en dos.
Cocer a fuego medio y sazonar.
Retirar del fuego cuando las lentejas estén blanditas.
Escurrirlas, reservando el caldo.

Para el sofrito

150 g de cebolla picada
150 g de tomate
1 diente de ajo laminado
50 g de espárragos verdes troceados
50 g de coliflor en ramilletes
50 g de zanahoria en dados
50 g de brócoli en pequeños ramilletes
50 g de setas variadas troceadas
50 g de calabacín en dados
Sal
Pimentón dulce
Aceite de oliva
1 hoja de laurel
Unas ramitas de tomillo

Calentar un poco de aceite en una paella.
Añadir la cebolla y el ajo, y sofreírlos.
Incorporar la hoja de laurel y el tomillo.
Pelar y trocear los tomates.
Añadirlos al sofrito de cebolla y ajo, y dejar cocer a fuego lento.
Incorporar el resto de las verduras, rehogar durante unos minutos y condimentar con sal y pimentón.
Añadir las lentejas y remover.
Incorporar el caldo de cocción de las lentejas a la paella hasta cubrir ligeramente los ingredientes.
Cocer a fuego suave hasta que se evapore la mayoría del caldo y las verduras estén tiernas pero enteras.
Servir la paella de lentejas y verduras espolvoreada con un poco de pimentón y regada con unas gotas de aceite.

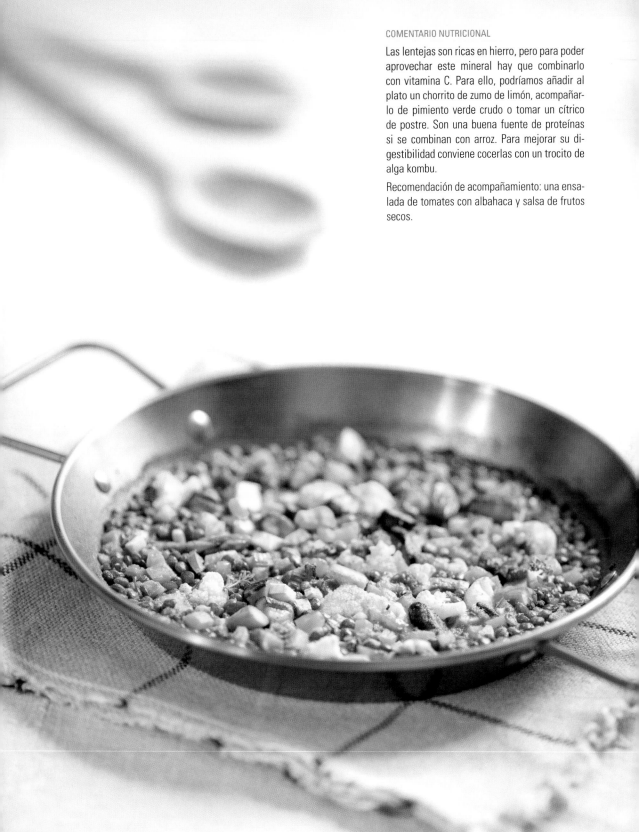

COMENTARIO NUTRICIONAL

Las lentejas son ricas en hierro, pero para poder aprovechar este mineral hay que combinarlo con vitamina C. Para ello, podríamos añadir al plato un chorrito de zumo de limón, acompañarlo de pimiento verde crudo o tomar un cítrico de postre. Son una buena fuente de proteínas si se combinan con arroz. Para mejorar su digestibilidad conviene cocerlas con un trocito de alga kombu.

Recomendación de acompañamiento: una ensalada de tomates con albahaca y salsa de frutos secos.

Albóndigas de salmón y rape con garbanzos

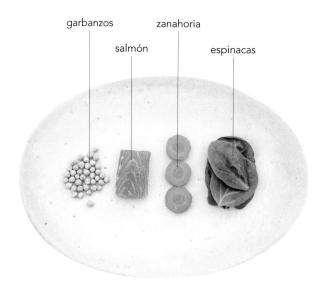

garbanzos   zanahoria

salmón   espinacas

Para las lentejas

300 g de filetes de salmón

150 g de filetes de rape

40 g de cebolla rehogada

1 diente de ajo picado

Perejil picado

Harina de garbanzo

Aceite de oliva

Sal marina sin refinar

Lavar el salmón y el rape, y picarlos.

Mezclar los dos pescados y aliñarlos con la cebolla, perejil, el ajo picado y un poco de sal.

Ir formando albóndigas con la mezcla.

Pasarlas por harina de garbanzos.

Freírlas ligeramente en aceite caliente.

Dejarlas escurrir sobre papel absorbente

Para el guiso de garbanzos

500 g de garbanzos (puestos en remojo 24 horas antes)

2 l de caldo de pescado

2 cebollas

1 cabeza de ajos

200 g de zanahorias

1 manojo de espinacas

3 tomates

Aceite de oliva, sal

Calentar el caldo de pescado con las zanahorias peladas, la cebolla pelada y partida en cuartos, la cabeza de ajos y los tomates partidos por la mitad.

Añadir los garbanzos al caldo.

Dejar cocer a fuego lento hasta que los garbanzos estén cocidos.

Añadir las espinacas y las albóndigas al guiso y dejar cocer unos minutos.

Servir el guiso de garbanzos y albóndigas bien caliente.

Para aprovechar todos los nutrientes de un buen caldo de pescado es importante añadir una tira de alga kombu y una cucharada de vinagre de arroz para que los minerales de las espinas del pescado pasen al caldo. No agregar sal, para que los nutrientes de las verduras también pasen al caldo. Este caldo es muy recomendable para aquellas personas que padecen artrosis y hernia discal. Para regenerar el cartílago y los ligamentos, tomarlo tres veces por semana. Es un plato reconstituyente y energizante, remineralizante y nutritivo, al tiempo que digestivo. Para reforzar las articulaciones y el sistema óseo en general, hay que añadir las raspas de pescados gelatinosos como la raya.

Recomendación de primero: unas verduras de temporada al vapor con vinagreta de mostaza y aceite de almendra.

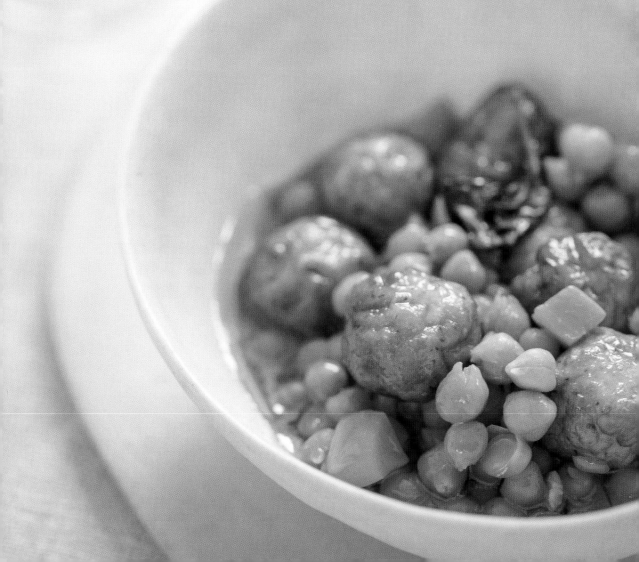

Salteado de arroz venere con curry mallorquín

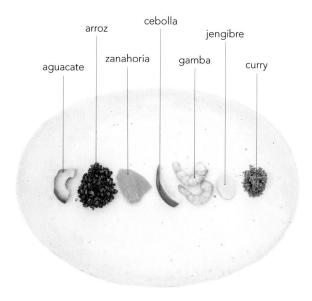

aguacate   arroz   zanahoria   cebolla   gamba   jengibre   curry

Para el curry mallorquín ——————————

1/2 l de leche de coco
6 cucharadas de harina de almendra
1 pizca de perejil, 1 pizca de orégano,
1 pizca de ajo deshidratado, 2 hebras
de azafrán, ½ cucharadita de ralladura
de limón, sal, 1 pizca de pimentón dulce

Verter la leche de coco en una olla.
Calentarla a fuego lento.
Añadir el resto de los ingredientes y cocer hasta conseguir una salsa espesa.
Retirar del fuego y reservar.

Para el arroz venere ——————————

250 g de arroz venere

Llevar a ebullición 2 litros de agua.
Añadir el arroz y cocerlo 40 minutos, removiéndolo de vez en cuando para
evitar que se pegue.
Colar el arroz y enfriarlo con agua.

Para la guarnición

12 colas de gamba roja cocidas y
peladas
25 g de cebolla morada cortada en
juliana
25 g de zanahoria cortada en medias
rodajas
25 g de aguacate cortado en láminas
1 diente de ajo laminado
Un trocito de jengibre
1 rama de hierba limón
Unas rodajas de lima
1 cucharada de aceite de oliva
Sal, pimienta negra

Montaje y presentación

Calentar el aceite de oliva.
Incorporar el ajo laminado y dorarlo.
Añadir el arroz cocido y saltearlo con el ajo.
Agregar el jengibre rallado y la hierba limón cortada en rodajas.
Condimentar con sal y pimienta.
Repartir el arroz en los platos junto con el aguacate, la cebolla, la zanahoria,
las gambas, la lima y espolvoreado con el curry.

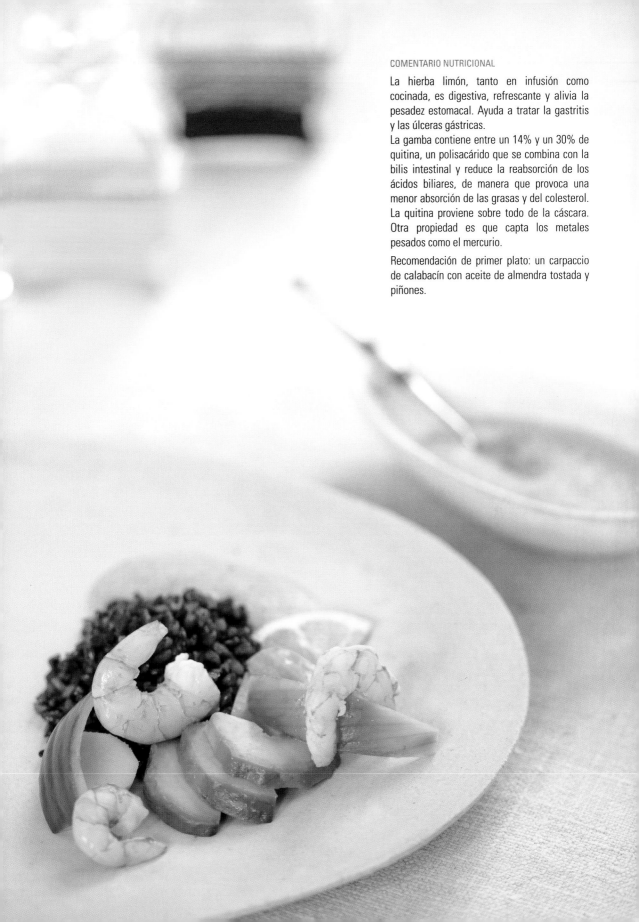

COMENTARIO NUTRICIONAL

La hierba limón, tanto en infusión como cocinada, es digestiva, refrescante y alivia la pesadez estomacal. Ayuda a tratar la gastritis y las úlceras gástricas.

La gamba contiene entre un 14% y un 30% de quitina, un polisacárido que se combina con la bilis intestinal y reduce la reabsorción de los ácidos biliares, de manera que provoca una menor absorción de las grasas y del colesterol. La quitina proviene sobre todo de la cáscara. Otra propiedad es que capta los metales pesados como el mercurio.

Recomendación de primer plato: un carpaccio de calabacín con aceite de almendra tostada y piñones.

Hamburguesa de garbanzos con salsa de yogur

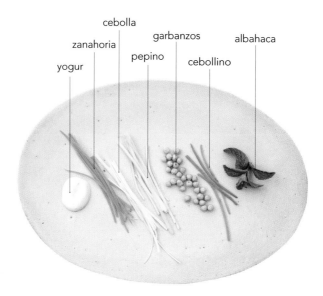

cebolla

zanahoria   garbanzos   albahaca

pepino   cebollino

yogur

Para la hamburguesa

300 g de garbanzos cocidos
25 ml de aceite de oliva
5 ml de aceite de sésamo
Harina de garbanzos
Unas gotas de zumo de limón
1 cucharadita de cilantro picado
Sal, comino, pimentón dulce

Triturar los garbanzos.
Aliñarlos con el aceite de oliva, el de sésamo, el cilantro, el zumo, sal, pimentón y comino.
Añadir 50 g de harina a la preparación anterior y mezclar todo bien.
Formar hamburguesitas con la mezcla y dejar unas horas en la nevera.

Para la salsa de yogur

200 g de yogur natural
Zumo de medio limón y su ralladura
25 ml de aceite de oliva virgen
Hierbas frescas picadas (cebollino, cilantro, perejil y albahaca)

Mezclar el yogur con el resto de los ingredientes hasta conseguir una mezcla homogénea.
Reservar en el frigorífico.

Verduras para acompañar

1/2 cebolla cortada en juliana
1 cucharada de cebolla dorada picada
½ zanahoria cortada en juliana
½ pepino en juliana
Un trocito de apio en juliana
1 remolacha cocida en juliana
8 aceitunas Kalamata picadas
8 dados de melón, hierbabuena
8 dados de queso fresco
Aceite de oliva, sal marina, comino

Montaje y presentación

Pasar ligeramente las hamburguesas por harina de garbanzo.
Dorarlas en una sartén con un poco de aceite de oliva.
Servir las hamburguesas con la cebolla, las aceitunas y las verduras en juliana aliñadas con un poco de aceite, sal, comino y unas hojas de hierbabuena picadas. Agregar al plato el melón y el queso.
Acompañar con la salsa de yogur y hierbas.

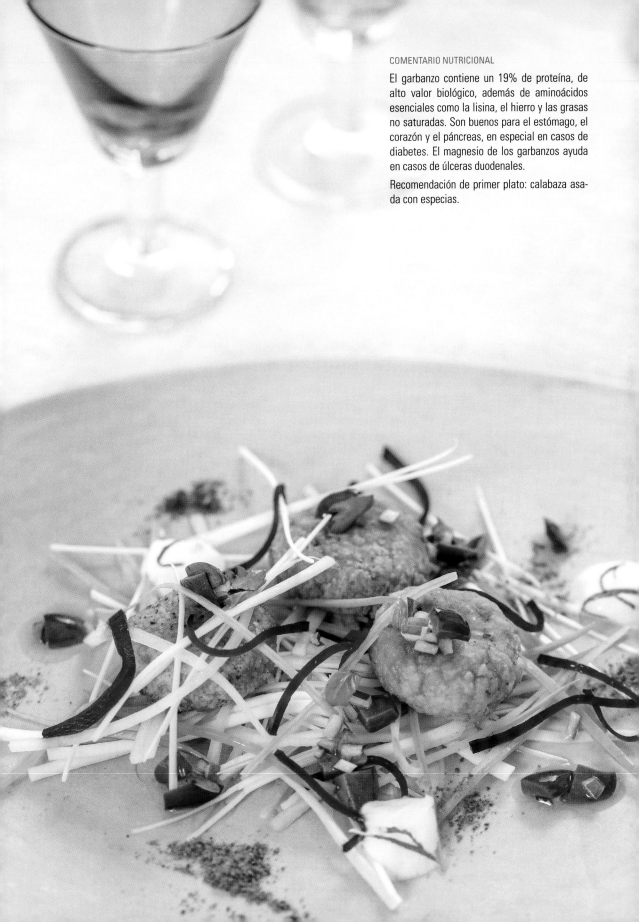

COMENTARIO NUTRICIONAL

El garbanzo contiene un 19% de proteína, de alto valor biológico, además de aminoácidos esenciales como la lisina, el hierro y las grasas no saturadas. Son buenos para el estómago, el corazón y el páncreas, en especial en casos de diabetes. El magnesio de los garbanzos ayuda en casos de úlceras duodenales.

Recomendación de primer plato: calabaza asada con especias.

Rape en papillote con verduras y mijo

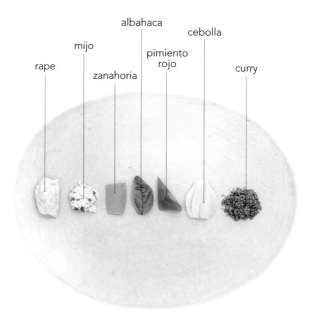

rape | mijo | zanahoria | albahaca | pimiento rojo | cebolla | curry

Para el papillote

600 g de lomos de rape limpio

200 g de verduras: pimiento rojo, verde, zanahoria, cebolla…

Albahaca, cilantro, pimienta

Mantequilla, aceite de oliva, sal

Lavar el pescado y cortarlo en filetes.

Condimentarlos con sal, pimienta blanca y un poco de aceite de oliva.

Cortar cuatro trozos de papel de horno.

Pintarlos con un poco de mantequilla.

Disponer dos filetes de rape sobre cada papel.

Repartir las verduras cortadas en juliana sobre el pescado.

Aliñar las verduras con los ingredientes del curry, sal, pimienta blanca, las hierbas y un poco de aceite de oliva.

Cerrar los papeles dándoles forma de paquetito.

Cocer en el horno 12 minutos a 190 ºC.

Para el el mijo con hierbas

200 g de mijo cocido

Hierbas frescas picadas: albahaca, cebollino, perejil, cilantro

Sal, aceite de almendra

Mezclar el mijo cocido con las hierbas frescas picadas.

Aliñar con sal y aceite de almendra.

Reservar en lugar fresco.

Montaje y presentación

Repartir en platos calientes las papillotes.

Abrir el papel.

Acompañarlos con el mijo aliñado con hierbas frescas.

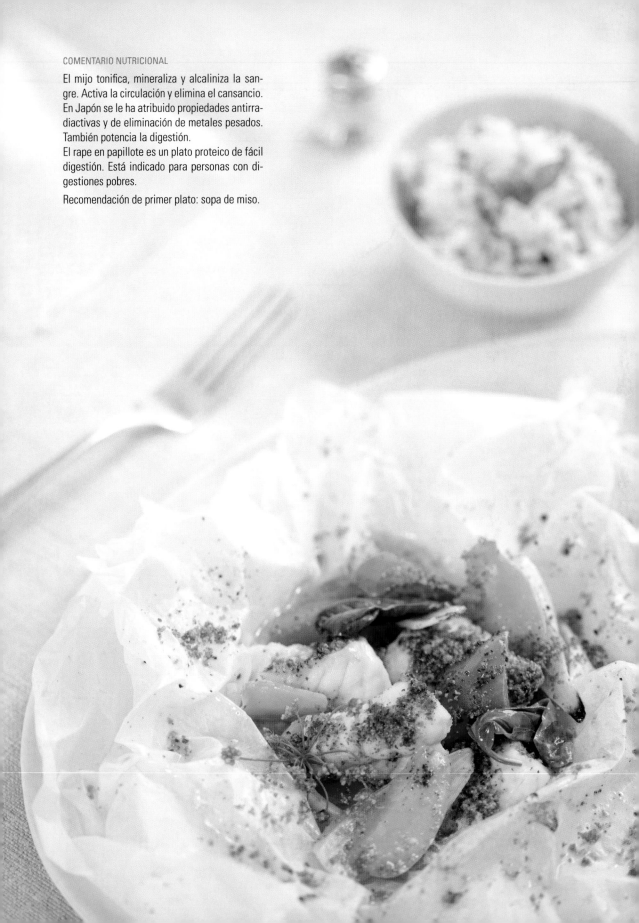

El mijo tonifica, mineraliza y alcaliniza la sangre. Activa la circulación y elimina el cansancio. En Japón se le ha atribuido propiedades antirradiactivas y de eliminación de metales pesados. También potencia la digestión.

El rape en papillote es un plato proteico de fácil digestión. Está indicado para personas con digestiones pobres.

Recomendación de primer plato: sopa de miso.

Nuggets de pollo y amaranto

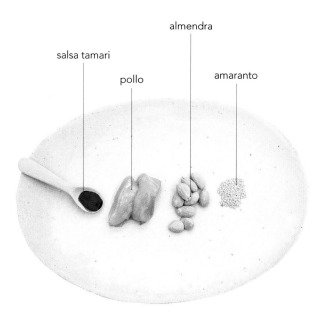

Para los nuggets de pollo

750 g de pechuga de pollo campero
100 g de fécula de maíz
3 huevos
200 g de amaranto
Sal
Pimienta blanca, curry
Aceite de oliva

Cortar la pechuga de pollo en tiras.
Condimentarlas con sal, pimienta y un poco de curry.
Rebozarlas en fécula de maíz, el huevo batido y el amaranto.
Calentar una sartén con abundante aceite y freír los nuggets.
Retirarlos y dejarlos escurrir sobre papel de cocina.
Reservar al calor.

Para la salsa

90 g de salsa tamari (sin gluten)
45 g de aceite de almendra

Mezclar ambos ingredientes y emulsionar hasta conseguir una salsa uniforme.
Disponer la salsa en boles.

Montaje y presentación

Servir los nuggets sobre un papel de horno y dentro de un bol o similar.
Acompañarlos con la salsa.

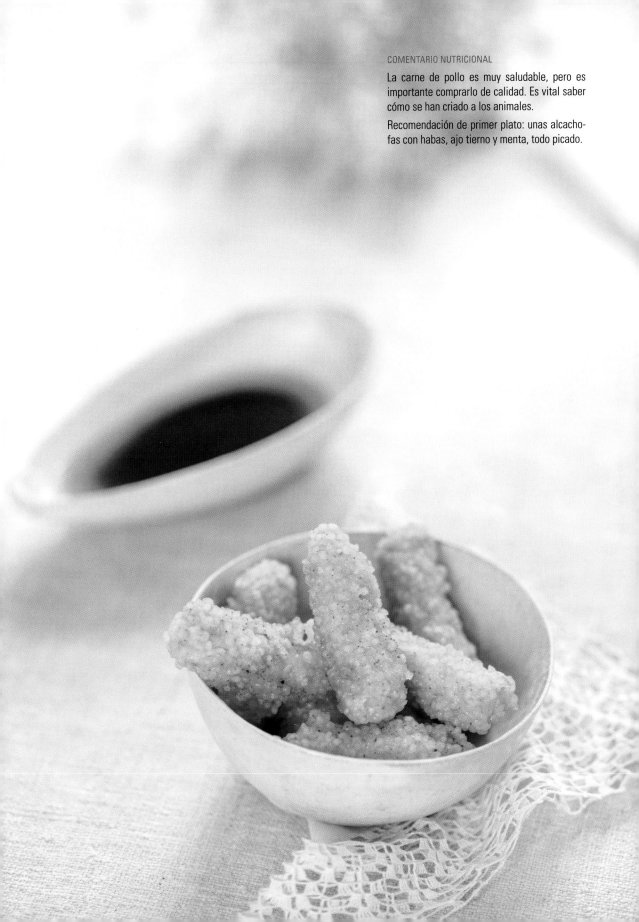

Cazuela de verduras con huevos de codorniz

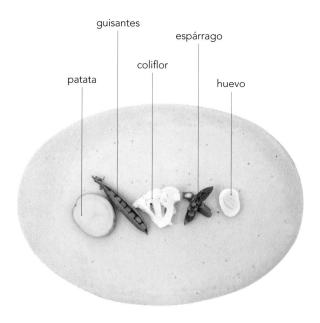

guisantes

espárrago

coliflor

patata

huevo

Para la cazuela de verdura y huevo

1 kg de patatas peladas y cortadas en cuartos

250 g de guisantes

400 g de coliflor cortada en ramitos

4 corazones de alcachofa

12 espárragos verdes troceados

8 huevos de codorniz cocidos

1 cebolla picada

2 cebolletas picadas

1 diente de ajo laminado

1 l de caldo de verduras

1 hoja de laurel

1 cucharada de perejil picado

1 cucharadita de hierbabuena picada

Aceite de oliva

Sal

Rehogar la cebolla, las cebolletas y el ajo en aceite de oliva.
Añadir las patatas y la hoja de laurel, y dejar cocer unos minutos.
Incorporar el caldo de verduras y cocer a fuego lento unos 15 minutos.
Añadir el resto de las verduras y cocer 10 minutos más.
Condimentar el guiso con sal, el perejil y la hierbabuena.
Retirar un poco de caldo hasta obtener un guiso espesito.
Incorporar los huevos de codorniz partidos por la mitad.
Cocer unos minutos todo junto.
Retirar del fuego y añadir un chorrito de aceite de oliva virgen.
Servir el guiso bien caliente.

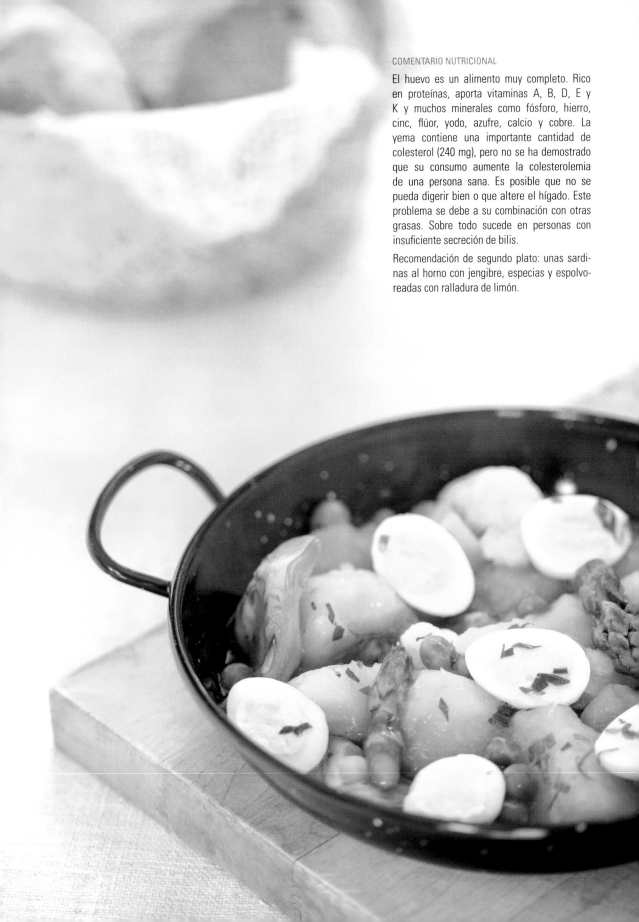

COMENTARIO NUTRICIONAL

El huevo es un alimento muy completo. Rico en proteínas, aporta vitaminas A, B, D, E y K y muchos minerales como fósforo, hierro, cinc, flúor, yodo, azufre, calcio y cobre. La yema contiene una importante cantidad de colesterol (240 mg), pero no se ha demostrado que su consumo aumente la colesterolemia de una persona sana. Es posible que no se pueda digerir bien o que altere el hígado. Este problema se debe a su combinación con otras grasas. Sobre todo sucede en personas con insuficiente secreción de bilis.

Recomendación de segundo plato: unas sardinas al horno con jengibre, especias y espolvoreadas con ralladura de limón.

Fideos de arroz con calamar, verduras, pasta de almendras y algas

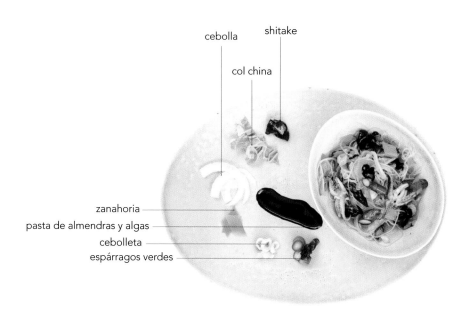

cebolla   shitake

col china

zanahoria
pasta de almendras y algas
cebolleta
espárragos verdes

Para los fideos

200 g de fideos de arroz

4 calamares pequeños

8 espárragos escaldados

75 g de col china cortada en juliana

75 g de cebolla cortada en juliana

25 g de cebolleta cortada en rodajas

75 g de zanahoria troceada

75 g de shitake salteado

1 cucharada de cebollino picado

25 g de pasta de almendras y algas

Aceite de oliva

Sal marina sin refinar

Lavar el calamar y cortarlo en rodajas.

Sazonarlo y saltearlo ligeramente con un poco de aceite de oliva. Reservar.

Saltear la cebolla y la zanahoria en el mismo aceite del calamar.

Añadir el shitake y los espárragos troceados. Sazonar y remover.

Mezclar el calamar con las verduras.

Dejar cocer unos instantes y agregar un poco de pasta de almendras y algas.

Añadir los fideos de arroz ya cocidos y calientes.

Mezclar bien todos los ingredientes.

Montaje y presentación

Servir los fideos de arroz con las verduras y el calamar en cuencos calientes.

Incorporar una pizca de pasta de almendras y algas sobre el salteado de fideos, verduras y calamar.

Espolvorear el plato con la cebolleta y el cebollino.

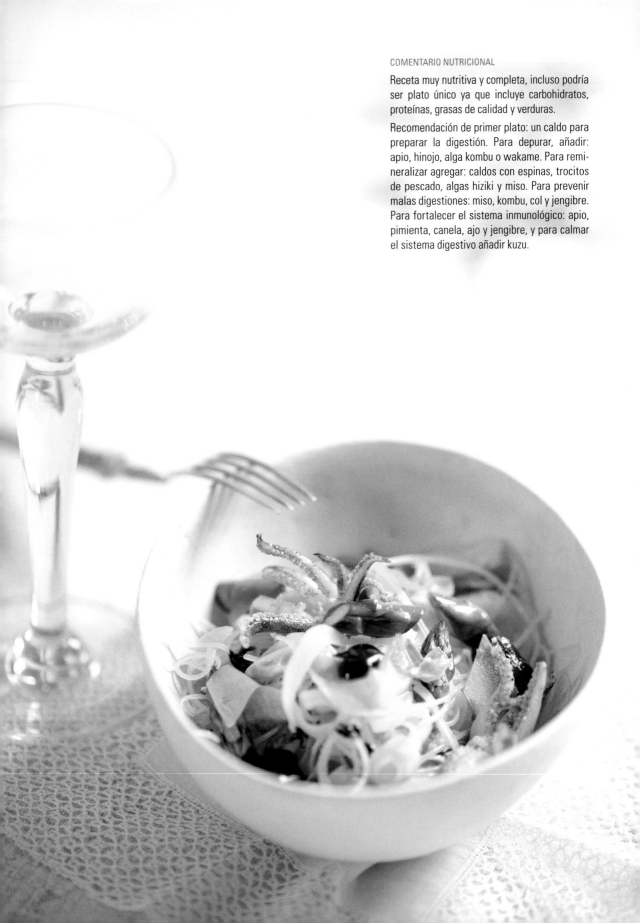

Receta muy nutritiva y completa, incluso podría ser plato único ya que incluye carbohidratos, proteínas, grasas de calidad y verduras.

Recomendación de primer plato: un caldo para preparar la digestión. Para depurar, añadir: apio, hinojo, alga kombu o wakame. Para remineralizar agregar: caldos con espinas, trocitos de pescado, algas hiziki y miso. Para prevenir malas digestiones: miso, kombu, col y jengibre. Para fortalecer el sistema inmunológico: apio, pimienta, canela, ajo y jengibre, y para calmar el sistema digestivo añadir kuzu.

Sopa de fideos soba, setas y algas

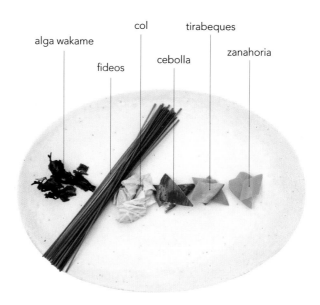

alga wakame · fideos · col · cebolla · tirabeques · zanahoria

Para el caldo de setas

250 g de setas
50 g de cebolla
50 g de zanahoria
50 g de puerro
25 g de salsa tamari

Disponer en una olla 1 l de agua fría con las setas y las verduras troceadas.
Dejar cocer 2 horas.
Retirar del fuego e incorporar la salsa tamari.
Dejar reposar el caldo hasta que se enfríe.
Colar el caldo y guardarlo en el frigorífico.

Para la guarnición

200 g de fideos soba
25 g de setas shitake salteadas
25 g de setas shimeji salteadas
25 g de col cortada en juliana
25 g de cebolla cortada en juliana
25 g de zanahoria cortada en juliana
25 g de tirabeques escaldados
25 g de alga wakame hidratada

Montaje y presentación

Calentar el caldo de setas.
Añadir los fideos, las verduras, las setas y las algas.
Dejar cocer hasta que todo esté blandito.
Servir en cuencos.

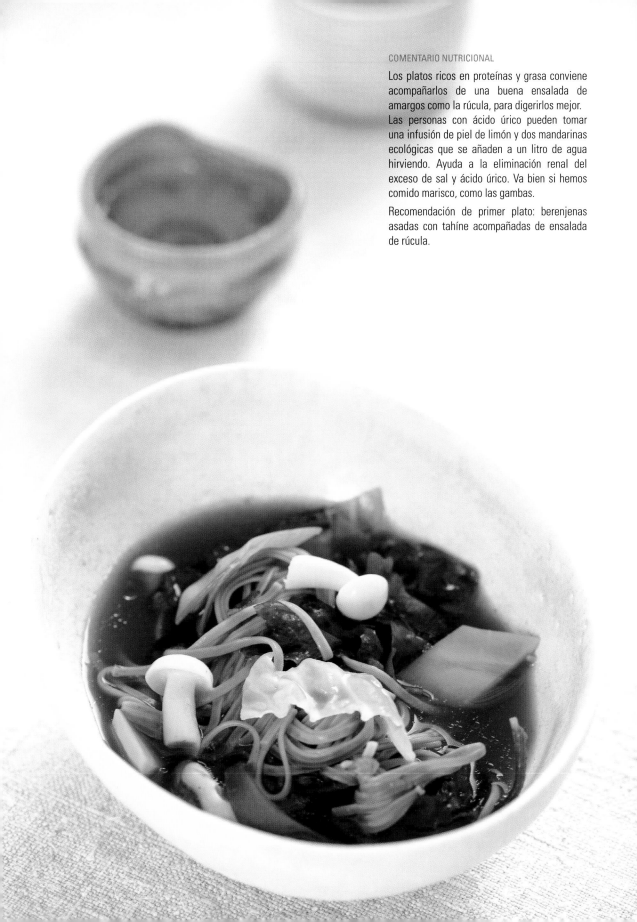

Los platos ricos en proteínas y grasa conviene acompañarlos de una buena ensalada de amargos como la rúcula, para digerirlos mejor.

Las personas con ácido úrico pueden tomar una infusión de piel de limón y dos mandarinas ecológicas que se añaden a un litro de agua hirviendo. Ayuda a la eliminación renal del exceso de sal y ácido úrico. Va bien si hemos comido marisco, como las gambas.

Recomendación de primer plato: berenjenas asadas con tahíne acompañadas de ensalada de rúcula.

Fajita de trigo sarraceno con ensalada y pollo

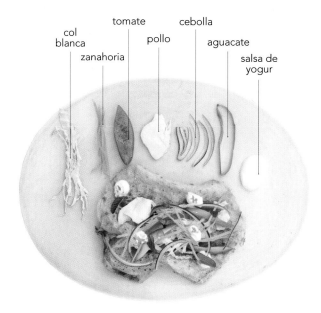

col blanca
tomate
cebolla
zanahoria
pollo
aguacate
salsa de yogur

Para las fajitas

150 g de harina de trigo sarraceno
100 g de harina proceli
1 chorrito de aceite de oliva
1 pizca de sal

Hidratar el trigo un mínimo de 4 horas en abundante agua. Colar y lavar el cereal. Triturar el trigo con 200 ml de agua.
Mezclarlo con el resto de los ingredientes hasta conseguir una masa lisa y homogénea.
Dorar las tortitas en una sartén por los dos lados.
Reservar las tortitas en un lugar seco.

Para la salsa de yogur

1 yogur natural
Unas gotas de limón
Cilantro en polvo
Jengibre en polvo
Aceite de oliva
Sal

Mezclar todos los ingredientes hasta conseguir una salsa uniforme.
Reservar en el frigorífico.

Para el relleno de las fajitas

1 pechuga de pollo cocida y cortada en láminas
1 aguacate pelado y laminado
½ cebolla roja cortada en juliana
80 g de dados de tomate pelado
½ zanahoria cortada en juliana
100 g de col blanca cortada en juliana
Unas hojas de cilantro fresco

Montaje y presentación

Extender las tortitas y rellenarlas con el pollo y las verduritas.
Aliñar con la salsa de yogur y enrollar las tortitas.
Servirlas con un poco de salsa de yogur aparte.

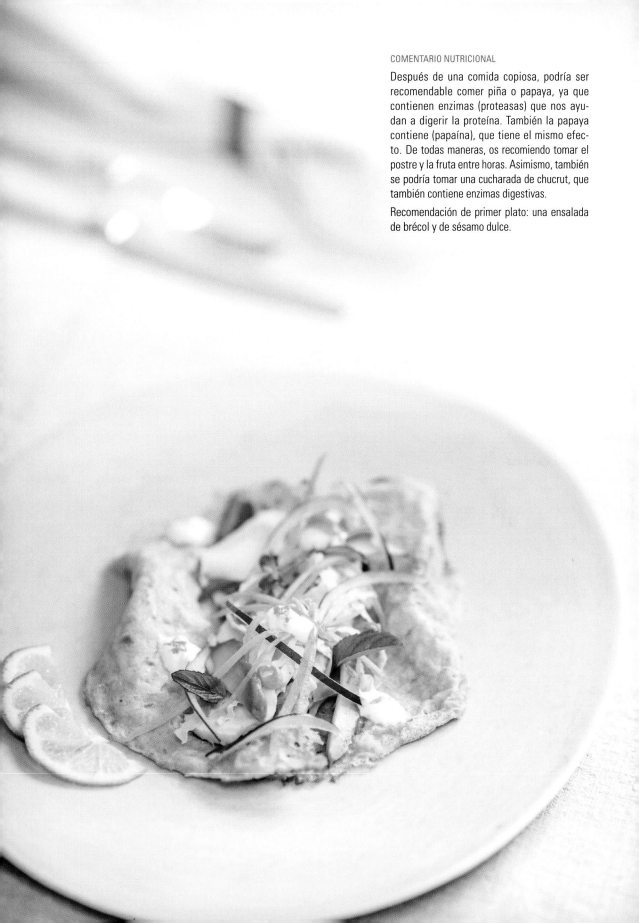

COMENTARIO NUTRICIONAL

Después de una comida copiosa, podría ser recomendable comer piña o papaya, ya que contienen enzimas (proteasas) que nos ayudan a digerir la proteína. También la papaya contiene (papaína), que tiene el mismo efecto. De todas maneras, os recomiendo tomar el postre y la fruta entre horas. Asimismo, también se podría tomar una cucharada de chucrut, que también contiene enzimas digestivas.

Recomendación de primer plato: una ensalada de brécol y de sésamo dulce.

Pizza con polvo de algas y gambas

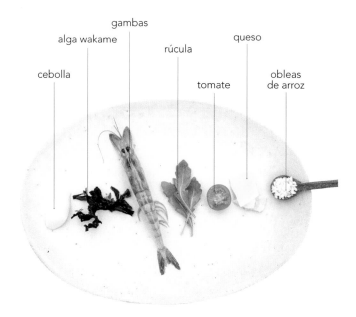

gambas

alga wakame

rúcula

queso

cebolla

tomate

obleas
de arroz

Para base de arroz

2 obleas de arroz

100 g de polvo de alga wakame
deshidratada

100 g de polvo de alga nori
deshidratada

2 claras de huevo

Aceite de oliva

Pincelar las obleas de arroz con la clara batida.
Pasarlas por el polvo de algas.
Freír las obleas en aceite caliente hasta que se hinchen.
Retirar del aceite y dejar escurrir sobre papel de cocina.
Reservar en un lugar seco.

Para la guarnición

8 colas de gambas rojas cocidas

8 tomates cherry

100 g de virutas de queso mahonés

Rúcula

Flor de sal

Cebolla blanca encurtida:
 1 cebolla grande cortada en
 juliana
 100 g de vinagre de arroz
 100 g de azúcar

Para encurtir la cebolla

Calentar ligeramente el vinagre de arroz con el azúcar.
Retirar del fuego e incorporar la cebolla.
Dejar reposar 24 horas en el frigorífico.

Montaje y presentación

Repartir sobre las obleas las colas de gambas aliñadas con un poco de aceite
de oliva y sal.
Añadir las virutas de queso, la cebolla encurtida, los tomates cherry y la rúcula.
Aliñar la pizza con un poco de aceite y flor de sal. Servir enseguida.

COMENTARIO NUTRICIONAL

La clara del huevo es rica en proteína de alto valor biológico, 3,5 g en 100 g de huevo, esenciales para la síntesis de tejidos e imprescindibles
para el adecuado crecimiento y desarrollo del
organismo entre otras funciones. Es importante
repartir el consumo de proteínas a lo largo del
día para sintetizarlas mejor.

Recomendación para acompañar: brocheta de
pescado y verdura con salsa de coco y curry.

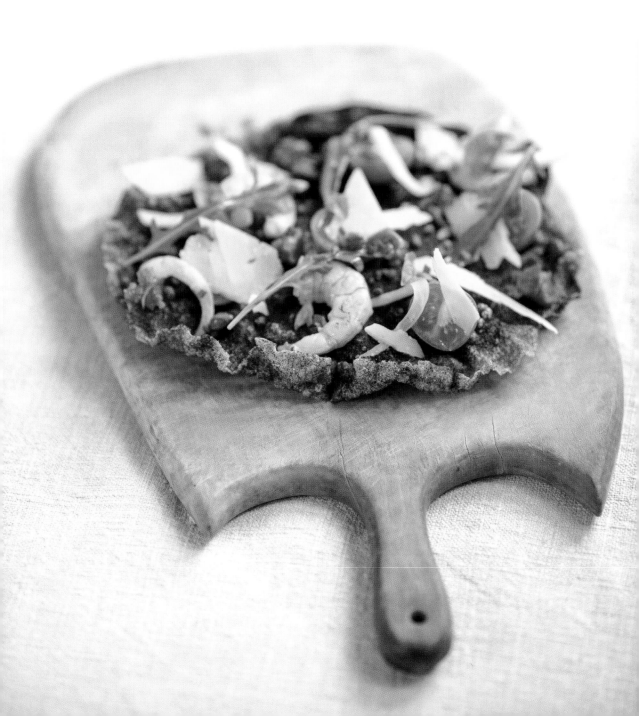

Salsas para acompañar los platos

De hierbas frescas

Ingredientes

¾ l de leche de soja
¼ l de nata de soja
75 g de fécula de maíz
50 g de aceite de oliva
150 g de cebolla picada
150 g de espinacas escaldadas
80 g de perejil escaldado
25 g de albahaca escaldada
15 g de cilantro escaldado
15 g de cebollino escaldado
Sal
Pimienta blanca
Nuez moscada

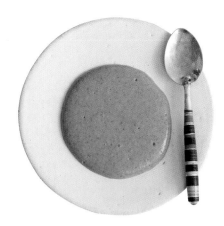

Preparación

Rehogar la cebolla picada con el aceite de oliva en una olla pequeña. Incorporar la fécula de maíz y remover unos minutos. Añadir la leche de soja y cocer a fuego medio, sin dejar de remover para que no se formen grumos. Verter la nata y dejarlo cocer 10 minutos. Agregar a la salsa las espinacas y las hierbas frescas. Cocer unos 2 minutos y retirar. Triturar la salsa hasta obtener una textura fina. Condimentarla con sal, pimienta blanca y nuez moscada. Dejar enfriar y servir.

De coco y curry

Ingredientes

150 g de cebolla cortada en juliana
50 g de dados de manzana
50 g de dados de piña
20 g de curry
800 g de leche de coco
1 rama de hierba limón
1 trocito de jengibre
25 g de mantequilla
Sal
Pimienta

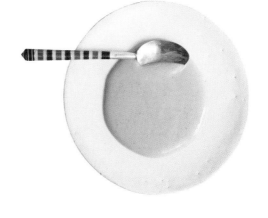

Preparación

Rehogar la cebolla con la mantequilla. Añadir los dados de manzana y piña, y rehogarlo todo junto unos minutos. Incorporar el jengibre, la hierba limón y el curry, y proseguir la cocción unos minutos. Agregar la leche de coco y cocer 20 minutos a fuego lento. Triturar esta mezcla y colarla. Condimentar con sal y pimienta.

Pesto negro

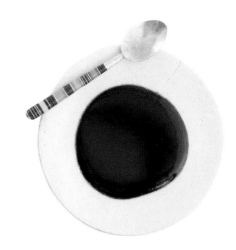

Ingredientes

150 g de almendras tostadas
20 g de albahaca
75 g de queso de Mahón rallado
100 g de aceite de oliva virgen
10 ml de tinta de calamar

Preparación

Mezclar todos los ingredientes y triturarlos hasta conseguir una salsa uniforme. Reservar en la nevera.

POSTRES
DE TOMEU CALDENTEY
PARA OCASIONES
ESPECIALES

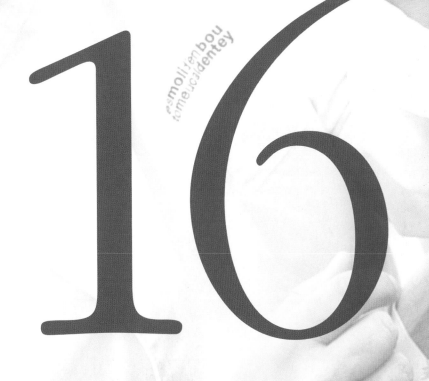

16

Tarta de almendra y merengue con fresas

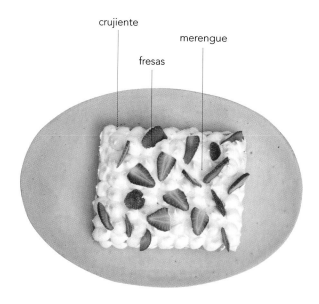

crujiente

merengue

fresas

Para el bizcocho

250 g de huevo

125 g de azúcar de coco

125 g de harina de trigo sarraceno

Batir los huevos con el azúcar hasta triplicar su volumen.
Incorporar poco a poco la harina de trigo sarraceno.
Mover y mezclar con una espátula para introducir aire en la masa.
Extender la masa sobre un papel de horno y cocer unos 10 minutos a 180 °C.
Sacar del horno una vez cocido y dejar enfriar.

Para el merengue

200 g de clara de huevo

300 g de azúcar

Cocer la mezcla al baño María, removiendo, hasta que se integren ambos;
es clave controlar la temperatura para que no cuajen las claras.
Batir hasta montar a punto de nieve.
Introducir el merengue en una manga pastelera.
Reservar el merengue obtenido.

Para el crujiente de almendra

50 g de mantequilla ablandada

50 g de azúcar de coco

50 g de clara de huevo

50 g de harina de almendra

Mezclar todos los ingredientes hasta obtener una masa uniforme.
Estirarla entre dos papeles de horno con la ayuda de un rodillo.
Cocerla 7 minutos en el horno precalentado a 180 °C.
Retirar, dejar enfriar y reservar en un lugar sin humedad.

Para acompañar

200 g de fresas

100 g de mermelada de cítricos

Montaje y presentación

Cortar tres planchas de bizcocho de 15 x 25 cm. Extender sobre dos de
ellas una capa de mermelada de cítricos. Cortar una parte de las fresas en
láminas y ponerlas sobre las planchas con mermelada. Trocear el crujiente
y añadirlo.
Superponerlas y colocar encima la plancha de bizcocho restante. Cubrir la
tarta con el merengue y servirla con el resto de las fresas troceadas.

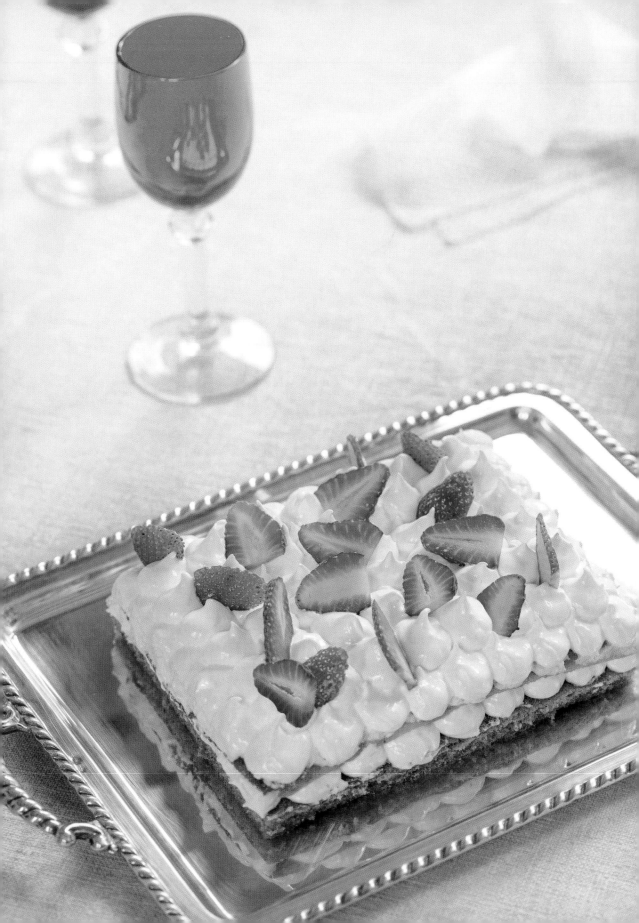

Crepes de trigo sarraceno, cremoso de algarroba y manzanas caramelizadas

crepe

cremoso

menta   manzana

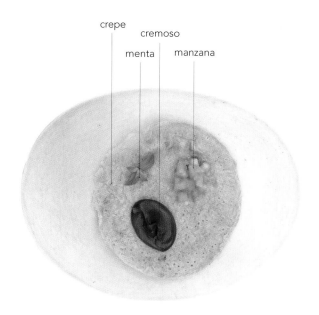

Para la crepe

100 g de trigo sarraceno

Una pizca de sal

Unas hojitas de menta

Hidratar el trigo 4 horas en abundante agua. Colar y lavar el cereal.

Triturar el cereal con 150 ml de agua y una pizca de sal hasta obtener una masa fina. Calentar una satén antiadherente a fuego lento.

Disponer una fina capa de la masa de trigo en la sartén y dorarla por los dos lados.

Repetir el proceso hasta agotar la masa.

Para la compota de manzana

200 g de manzana

50 g de azúcar de coco

Unas gotas de zumo de limón

Cortar la manzana pelada en dados de 2 cm.

Saltear la manzana con el azúcar y unas gotas de agua.

Retirar del fuego.

Añadir unas gotas de limón y reservar.

Para el cremoso

250 g de leche de avena

200 g de cobertura de chocolate (70% de cacao)

50 g de harina de algarroba

Calentar la leche. Incorporar la cobertura de chocolate y la harina de algarroba, y remover hasta que se funda el chocolate.

Retirar del fuego y emulsionar con una batidora. Dejar enfriar y reservar.

Servir las crepes con el cremoso de chocolate y algarroba acompañado de la manzana.

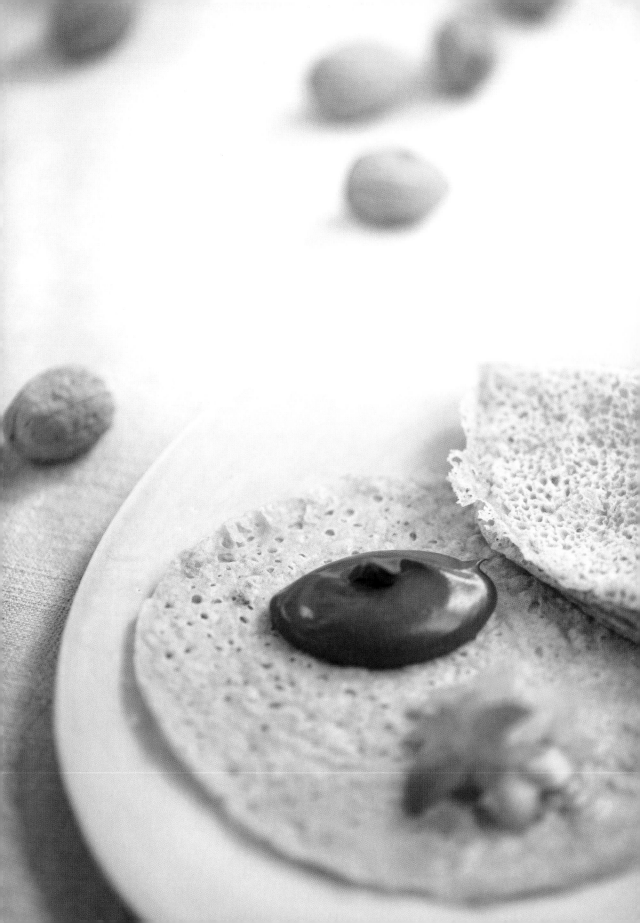

Trufas de nueces y dátiles

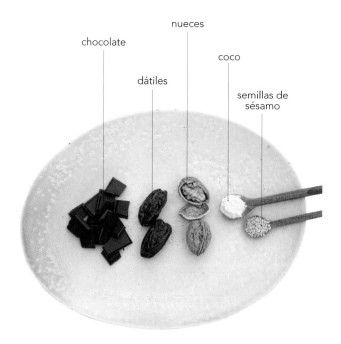

chocolate

nueces

coco

dátiles

semillas de
sésamo

Para las trufas

1 cucharada de aceite de coco

1 puñado de nueces peladas

3 dátiles ecológicos sin hueso
hidratados en agua caliente

Coco rallado (opcional)

Semillas de sésamo

Maca en polvo

Chocolate puro 100%

Triturar todos los ingredientes con la batidora hasta obtener una
masa compacta.
Hacer bolitas con la masa.
Rebozarlas en el coco.
Dejarlas 15 minutos en la nevera.

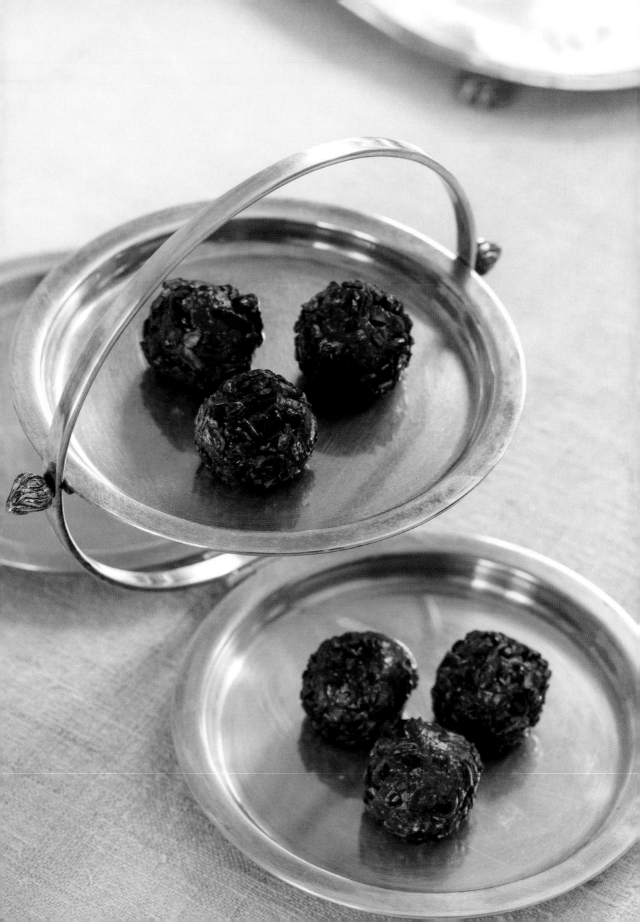

Borracho de cítricos. Capuchina

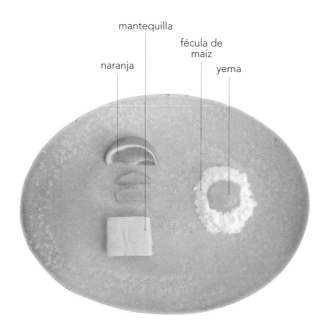

mantequilla

fécula de maíz

naranja

yema

Para la capuchina

250 g de yemas de huevo
20 g de fécula de maíz
Mantequilla
1 naranja
Nata chantilly

Montar las yemas y añadir poco a poco la fécula de maíz tamizada.
Disponer la masa obtenida en un molde previamente untado con grasa (mantequilla).
Cocer 5 minutos en el horno a 190 ºC.
Sacar del horno y dejar enfriar.

Para el almíbar de cítricos

100 g de azúcar de rapadura, panela o mascavo o de coco
50 ml de zumo de limón
25 ml de zumo de naranja

Mezclar todos los ingredientes con 25 ml de agua en un cazo.
Llevar a ebullición.
Retirar y dejar enfriar.

Montaje y presentación

Cortar la capuchina en trozos regulares.
Humedecerlos en el almíbar de cítricos
Servirlos con una ensaladita de naranjas y un poco de nata chantilly

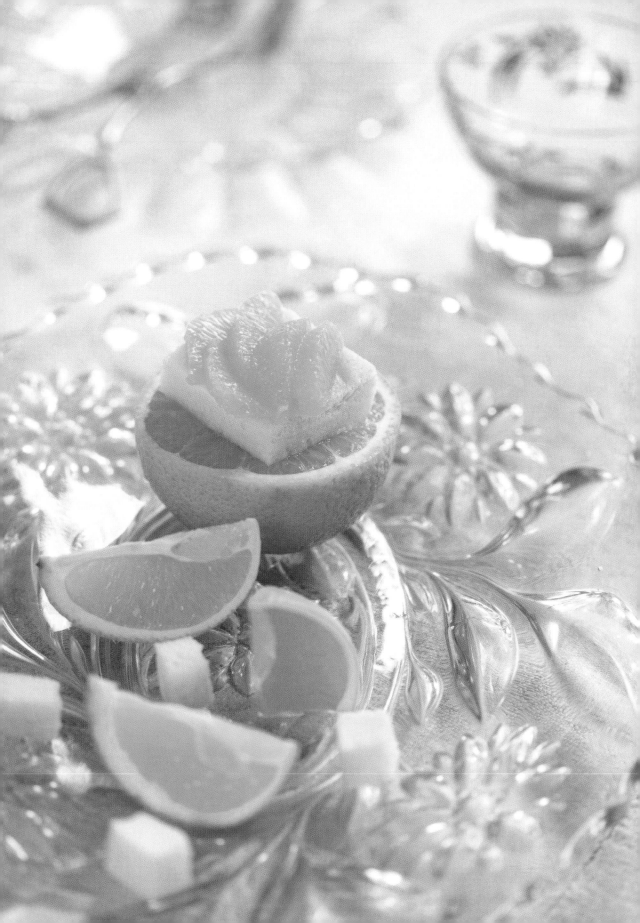

Crujiente de almendra

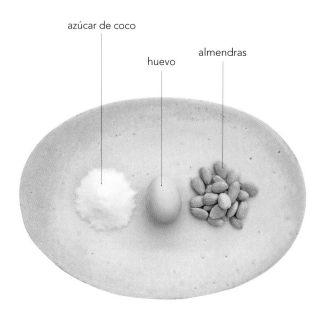

azúcar de coco

huevo

almendras

Para el crujiente

50 g de azúcar de coco

50 g de harina de almendra

25 g de clara de huevo

Montar la clara con el azúcar a punto de nieve.

Incorporar la harina de almendra y mezclar.

Forrar unos moldes de silicona con forma de semiesfera con la masa obtenida; dejar un hueco en el centro de la masa.

Cocer de 5 a 6 minutos en el horno a 170 ºC.

Retirar y bajar la temperatura a 70 ºC.

Volver a hornear los crujientes de almendra unas 2 horas hasta que estén secos.

Retirarlos y guardarlos en un lugar seco.

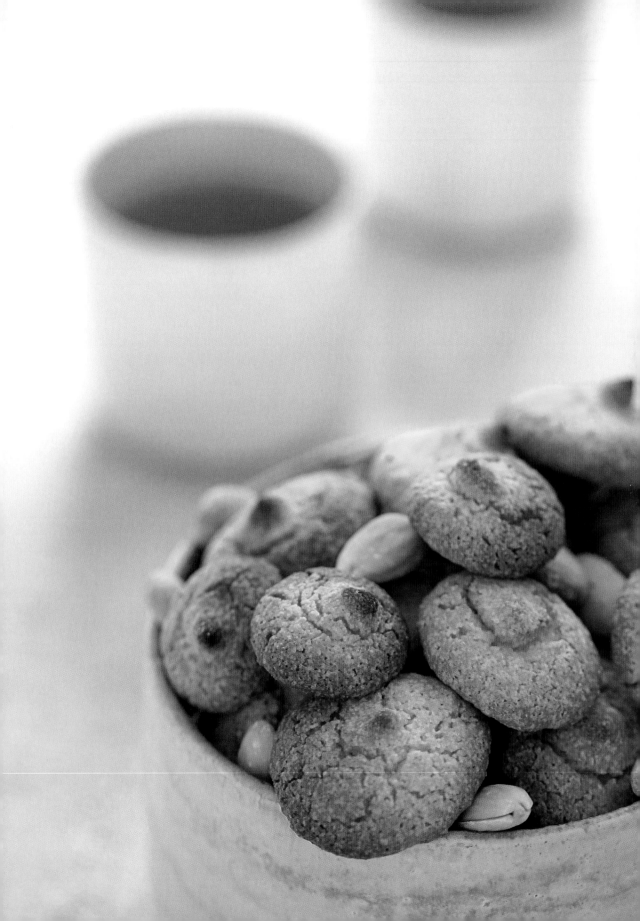

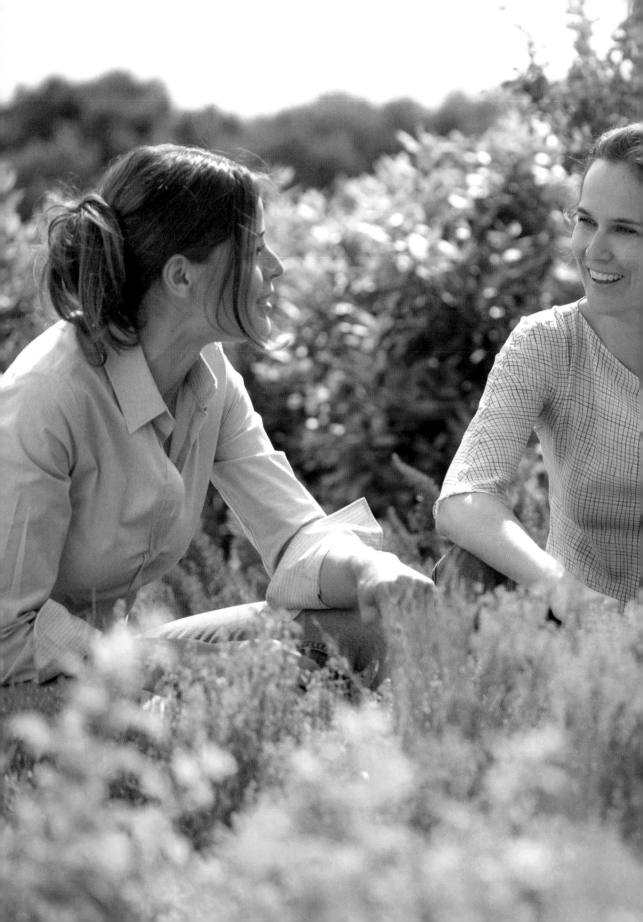

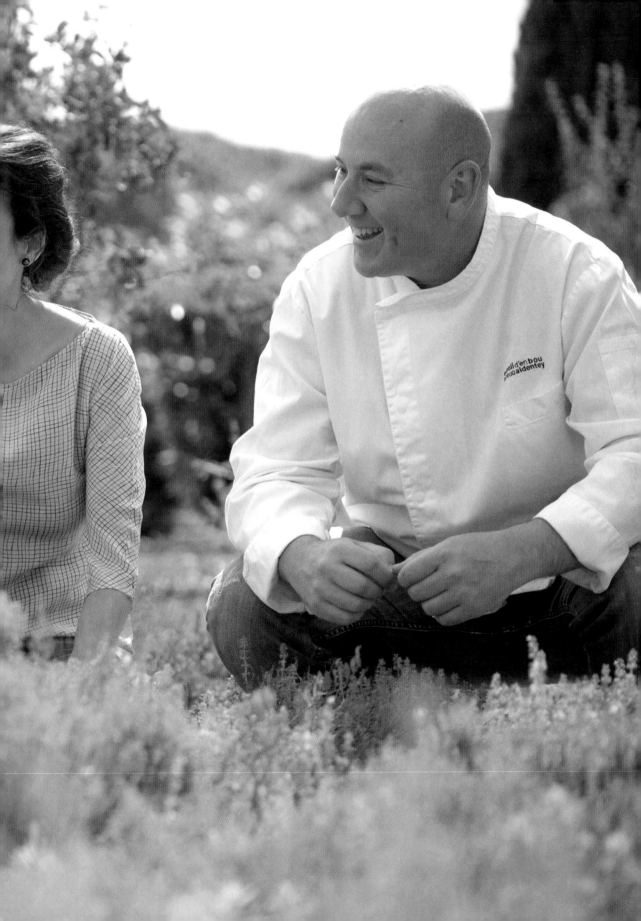

AGRADECIMIENTOS

Quiero darles las gracias a todas las personas que han hecho posible este libro.

A Teresa Peyrí, familia y autora del proyecto, por presentarme a Blanca Rosa Roca, mi editora. Blanca, gracias por creer, por tu implicación tan directa y por apoyar nuestro proyecto. También quiero agradecer la profesionalidad de todo su equipo.

A Inma del Moral por el prólogo y por implicarse en el proyecto contándonos su experiencia, y porque gracias a ella podremos ayudar a muchas personas que tienen la misma enfermedad a llevar una vida saludable, llena de posibilidades e incluso a poder disfrutar en la cocina.

Tuvimos la suerte de poder trabajar en un entorno único en Mallorca, en medio de la naturaleza, gracias a Catalina Cañellas, mi querida suegra, que nos ofreció su Agroturismo Son Gener. Ahí vivimos días intensos cocinando, descubriendo nuevos alimentos y experimentando recetas de la mano del maestro y propietario del restaurante estrella Michelin Molí d'en Bou, Tomeu Caldentey, y de su mano derecha, Andreu Benítez. Gracias a ambos por vuestra humildad y profesionalidad.

Además, tuvimos la suerte de contar con la presencia de mi amigo Miguel Ángel Barrios, cofundador de Chef(in), que nos dio sus sabios consejos y el título del libro.

A Maria Antonia Carrió, maravillosa ceramista y mejor persona. Gracias por dejarnos utilizar tus platos y tus vasos de cerámica. Son verdaderas joyas.

Nada habría sido posible sin la profesionalidad, esfuerzo y dedicación de todo el equipo de trabajo. A Teresa Peyrí, perfeccionista en la ejecución de cada foto, junto con Cristian Casanellas, arquitecto, fotógrafo y, sobre todo, excelente persona. A Vicky Heredero por el diseño. A Núria Fontanilles por su exquisito gusto en el estilismo. A Pilar Calleja quiero agradecerle tantas horas invertidas en la revisión de los textos y por sus consejos. Y a Paolo Tagliolini, por la optimización de las imágenes.

A mi familia, Tomeu, Maria y Bàrbara: gracias por formar parte de mi vida y de todos mis proyectos.

Finalmente, quiero dar las gracias a todas las personas que habéis comprado, leído y recomendado este libro.

BIBLIOGRAFÍA

Belitz H-D.; Grosch W.; Schieberle P. *Química de los alimentos*. Zaragoza: Ed. Acribia, 2009.

Bradford, Montse. *Algas, las verduras del mar*. Barcelona: Océano, 2011.

Bradford, Montse. *Libro de las proteínas vegetales: alternativas saludables y energéticas a la carne y los lácteos*. Barcelona: Océano Ámbar, 2014.

Colbin, Anne Marie. *El poder curativo de los alimentos*. Barcelona: Robinbook, 1993.

Cuevas, Olga. *El equilibrio a través de la alimentación*. León: Autor-editor, 2009.

Cuevas, Olga; Redondo, Lucía. *Tratamientos naturales al alcance de todos*. León: Cenadiher Editorial, 2011.

Faldrin, Jean Louis; Montanari, Massimo. *Historia de la alimentación*. Gijón: Trea, 2004.

Fernández, Odile. *Mis recetas anticáncer. Alimentación y vida anticáncer*. Barcelona: Ediciones Urano, 2013.

Gil, A. *Tratado de nutrición*. Barcelona: Ed. Acción Médica, 2005.

Guerín, P. *Dietoterapia energética*. Madrid: Miraguano Ediciones, 2001.

Llargues, Josefina. *Hongos medicinales. Shitake, maitake y reishi: prevención y apoyo al tratamiento del cáncer*. Barcelona: Ediciones Obelisco, 2014.

Odent, Michel. *La salud y los ácidos grasos esenciales*. Barcelona: Urano, 1991.

Pollan, Michael. *El detective en el supermercado*. Barcelona: Temas de Hoy, 2010.

Rakel, D. *Medicina integrativa*. Barcelona: Elsevier Masson, 2009.

Roger P. *Enciclopedia de los alimentos*. Madrid: Ed. Safeliz, 2004.

Seconde, Jean Claude. *Quinton: la cura del agua*. Barcelona: Obelisco, 2012.

Seignalet, Jean. *La alimentación, la tercera medicina*. Barcelona: RBA, 2004.

Vogel, Alfred. *El pequeño doctor: consejos útiles para mejorar tu salud*. Barcelona: Ars Medica, 1986.

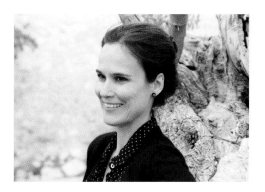

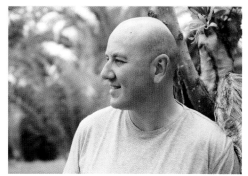

Gemma Bes Padrós

(Barcelona, 1973)

Es diplomada en Dietética y Nutrición (1997) y Máster en Nutrición y Deporte (1998), por la Universitat de Barcelona. Además es licenciada en Nutrición por la Universidad King's College, de Londres.

Ha cursado un postgrado en Nutrición Deportiva y otro en psiconeuroinmunoendocrinología y nutrición ortomolecular, ambos también en la Universitat de Barcelona. Además es antropometrista ISAK nivel 1.

Ha colaborado con prestigiosas clínicas de la ciudad condal como la Planas, como asesora de nutrición en el departamento de *antiaging* y en la Teknon.

Actualmente asesora en nutrición a deportistas de élite, colabora con la Rafa Nadal Academy y es directora de la clínica Juaneda Sport Health (Mallorca).

Tomeu Caldentey

(Sant Llorenç, Mallorca, 1972)

Fue el primer chef mallorquín que consiguió la preciada estrella Michelin para su restaurante Es Molí d'en Bou. Lo hizo en 2004 y desde entonces mantiene la estrella de forma ininterrumpida.

Comenzó sus estudios de cocina con catorce años y está considerado uno de los impulsores de la renovada cocina mallorquina. Meticuloso y disciplinado, siempre ha apostado por la modernidad bien entendida. Su propuesta gastronómica y la de su equipo beben de la esencia de la cocina mallorquina pero la interpretan de una forma muy personal incorporándole productos de otras culturas. Después de quince años liderando Es Molí d'en Bou (actualmente Bou Restaurant), en 2015 abrió dos nuevos restaurantes: Taronja Negre Terra, en su ciudad natal, y Taronja Negre Mar, en Palma de Mallorca.